心と体を整える「気」のすべて

心身の不調をなくす驚異の「導引術」で、人生を豊かに！

早島天來 著
Tenrai Hayashima
早島妙聴 監修
Myocho Hayashima

廣済堂出版

心と体を整える「気」のすべて

はじめに

雑誌でもテレビでも、やたらに心や体の話や薬の話が出るように、世はまさに健康ブームである。

だが、心身の健康について、ほんとうにわかってきているのかというと、そうではないようだ。

たとえば、「運動不足は健康によくない」と、エアロビクスやジョギングなどを必死にやったりするが、これはおかしい。

こうした運動は、基本的には筋肉を鍛《きた》えるものである。無理な運動をすれば、逆効果になる場合が多いのは、よく知られているところだ。

また、最近の健康法には、「これを食べるといい」と、食べ物をすすめるものが多い。

しかし、そうしたものだけで健康が得られるわけがない。

万病に効くと言われていても、人によっては向かないものもあるだろう。

このような健康に対する考え方は、いずれも不自然なものである。

私がこの本で紹介する、心や体を強くし、元気になるための健康術は、中国の長い歴史の中で育《はぐく》まれ完成されてきた「導引術《どういんじゅつ》」に基《もと》づいている。

「導引術」を一言で説明すれば、心身を自然の状態に保つための方法と言える。では「自然の状態とは何か」と言えば、体のそれぞれの器官が正常に働いている状態のことである。

人間はある程度成長すると、体に老化が始まる。本来の元気が失われ、自然な状態ではなくなってくるのだ。

導引術ではそれを、「邪気《じゃき》がたまっている」と考える。邪気がたまるというのは、体にひずみが生まれていることだ。

誰でも理解できるのが、幼児の寝姿だろう。

幼児は、寝ながらよく体を動かしている。それも、昼間元気に遊んでいる子どもほど、よく動いているものだ。

親は「寝相《ねぞう》が悪い」とか、「風邪《かぜ》をひいてしまう」と、心配する。

しかし、この心配はよけいなもので、幼児は寝ているときに無意識に導引術をしていると言える。

つまり、昼間の動きではあまり使わなかった筋《すじ》や関節を動かして、たまっていた邪気を排泄《はいせつ》して、新鮮な「気」を補充し、活力をたくわえているわけだ。

このような、子どものあるがままの姿こそが導引術の基本だ。まさに「気の健康術」なのである。

幼児の寝姿をよく観察してみると、つねに体にとっていちばん自然な姿勢になっているのがわかる。

たとえば、横向きになったときには、下側の腕は体とほぼ直角に伸ばし、上側の腕は少し曲げて、手のひらが腹か床《ゆか》につくようにしている。

また、下側の足はまっすぐに伸ばし、上側の足は「く」の字に曲げている。

やってみると、この姿勢ならば、背骨がまっすぐに伸びて、もっとも自然な状態になるのだ。

残念なことに、大人になると、こういう寝姿を無意識にとることはなくなってしまう。体の動きの習慣の積み重ねによって、体にひずみが生まれてしまうからだ。

もしこのひずみがなければ、人間はもっと健康に生活でき、寿命ももっとのびるはずである。

ふつう、動物は成長期の五倍以上の寿命を持っている。

この計算でいけば人間は成長期が二〇年であるから、らくに一〇〇歳以上は生きられるだろう。

しかし、平均寿命がのびたと言われている現在でも、六〇歳を超えると、体にトラブルが出る人がやたらに多い。しかも、その年齢がだんだん低下していることに恐怖を覚える。

これは、人間の体が自然に反する状態に置かれているためである。

もし、人間の体を本来の自然の状態に保つ方法があれば、人間はもっと若々しい状態で、らくらくと長生きができるはずだ。

その方法こそが導引術なのである。

もちろん、体を自然な状態に戻してやることで、心もストレスから解き放たれた自然の状態になる。

それが導引術の基本的な考え方だ。

この本では、心や体のバランスを整え、ストレスを抑え、さまざまな痛みや症状を軽くし、あるいは根本的に治す方法を導引術の立場から説明することにする。しかも、短時間で効果があり、体力も必要としないもの、また、どこでもやれるという点も考えて選んでみた。

「本当によくなるのだろうか」と不思議に思うかもしれないが、どの方法でもいいから試してみると、その効果にびっくりするはずである。

早島天來

心と体を整える「気」のすべて　目次

第二章 あなたの腰をやわらかくする……47

第三章 生活の中での健康術

第五章 体を活性化させる入浴健康術

第六章　心が強くなれば、体も強くなる

第七章 「やる気」が体を治す……217

第一章

体を自然に戻してやろう

「気」は体のメカニズムを回復させる決め手

私たちはなにげなく使っているが、「元気」というのは、どういう状態を言うのか。これは中国の導引《どういん》医学から出た言葉で、「元の気をそこなわないでいる」ということだ。つまり、精気が満ち満ちている状態である。

「あの人は若いね」と言うと、実際の年齢にくらべて元気に満ちあふれている様子を指すが、「元の気をそこなわないでいる」というのも、「若さいっぱい」と言いかえてもいい。

そのもっともわかりやすい例が、赤ん坊や幼児だろう。赤ん坊や幼い子どもは運動量が多く、疲れを知らない。健康に育てば、成長するあいだはこの元気が続くが、それが終わると元気がなくなってくる。これは老化現象がだんだん始まって、元の気をそこなうようになるからだ。

ふつうは「年をとれば仕方がない」と思われている。しかし、実は赤ん坊や幼児のころの元の気を、青年期も中年期も、老年期になってからも維持することは可能だ。一度、元の気をそこなっても、それを回復できるのだ。

それは、「気の医学」だけにできることと言える。

どうして、そのようなことが可能なのか、疲労の問題について考えてみたい。西洋医学では、「疲れるというのは、肉体の疲れが体内に蓄積すること」と説明する。肉体を動かすのに必要なエネルギーは、血液によって全身に供給される。そこで生じた老廃物（疲労素）は、再び血液に戻されて排泄《はいせつ》される。このような排泄がうまくいかなくなると、だんだんに疲労が取れなくなる。

そこで、疲労回復をはかるためには、そうした疲労素を体外に排泄すればいいことになるわけだ。

そして、西洋医学では、疲労素をいろいろと科学的に分析し、ビタミンや栄養物などの服用、注射など、薬物の刺激によって、疲労素の排泄をうながそうとする。しかし、一時的な効果が多く、長いあいだには、薬物の量が多くなったり、副作用が出たりするなどの問題が起こりやすい。

つまり、いろいろと研究を続け、疲労素の科学的な性質を調べてみても、素早く排泄できなければ、人間が健康を保つには、あまり意味がない。

これは逆に考えた場合、疲労素の正体がわからなくても、体外にうまく排泄できれば、それで元気を取り戻せるという、簡単な理屈になるわけだ。

西洋医学流に言えば、導引術は、疲労素の排出をうながし、血液を浄化する方法ということになる。しかも導引術なら、誰でも簡単に、しかも自然に疲労素の排泄ができる。

導引術では、疲労素を含んだ血を「邪気《じゃき》」と呼んでいる。漢方医学で言う「瘀血《おけつ》」で、その排泄の仕方についての考え方が漢方医学とは異なっているため、呼び方が違っているわけだ。

西洋医学では、腰にしても肩にしても、骨がずれるとか、曲がったとか、突起物が出て神経に触れるとか、原因が目に見えるものでなければ診断がつかない。

しかし、導引術では、こうした西洋医学では原因のわからない肩のこりや腰の痛みも治せる。

頸椎《けいつい》から肩、背中、腕に行く神経や、心臓から血液を送る血管は複雑に走り、狭い骨のあいだを通っている。骨には外見上の異常がないのに、「肩が痛い」とか「腕がしびれる」というのは、この通路が渋滞して、鬱血《うっけつ》したり、老化現象が出たりして、邪気がたまったために起こる現象である。腰の場合も、まったく同じと考えるべきだ。

どうすれば「気の流れ」がよくなるか

では、ビタミン剤や薬などでは、なかなか排泄できない疲労素を、導引術ではどうやって取り除くのか。

簡単に言えば、ツボと呼吸を組み合わせた体の動きによって「気血《きけつ》の流れ」を活発にしている。

そして、邪気（疲労素）の排泄をうながすのだ。

私たちの体の中を流れている血は、肺で炭酸ガスを排出し、空気から酸素を補給して、心臓から送り出され、体じゅうをめぐる。

血は体の中では、空気から取り入れた酸素と一体となって、生命維持の基本的な働きをしている。

このように、生きて体内を流れている状態の血を「気血」と言う。

この「気血の流れ」が活発に行われていれば、人間は病気にもかからないし、老化もしない。

つねに元気でいられるようになる。

本来、人間の体は、自然に邪気を出せる機能を持っている。肺呼吸、皮膚呼吸、汗、大小便などによって排泄作用をしているわけだ。

しかし、体の機能が衰えると、どうなるか。

この作用がうまくいかなくなり、邪気が筋肉や関節など、体の中に蓄積するようになってくる。

こうなると、疲れやすい、疲れが取れないという状態におちいってしまう。

導引術は、呼吸と同調させながら、筋肉や関節にたまった邪気を排出させて、血液を浄化する。

衰えてしまった排泄の働きを促進し、以前の状態に戻すのである。その効果は、早い人なら、やったその場で自覚できるだろう。

自分の体の状態を知ろう

体の機能が衰え、元気がなくなるというのは、体が老化してしまったということでもある。

でも、「いや、私が元気がないのは、一時的な疲労のせいだ。まだまだ老化なんて」という人もいるかもしれない。

そういう人は、次の五つのチェックテストをやってみてほしい。できない場合は、体が老化している証拠なのだ。

年齢に関係なく、年をとっていても老化していない人、疲れを知らない元気な人なら、どれも無理なくできるはずである。

ただし、うまくできないものがあっても、あわてたり、がっかりしたりする必要はない。老化した体を若返らせ、元気を取り戻すための確実な方法があるのだから。

①両足をそろえて、伸ばして座る。

老化していなければ、腰は直角に曲がり、上半身が垂直に立つはず。このとき、重要なポイントは、両膝《りょうひざ》の裏側が床《ゆか》にピッタリとつくかどうかということ。

膝は誰でも、後ろには曲げられる。歩いたり、座ったりするのに欠かせない動きだからである。

しかし、足をピンと伸ばし、足の裏側の筋《すじ》を張るようにする動きは、日常生活の中ではほとんどない。

そのために、足の裏側の筋はかたくなりがちで、そこの静脈《じょうみゃく》の血行がなめらかでなくなり、「気血の流れ」が衰えてしまう。

また腰の筋も同じで、腰の筋がかたくなっている人は、この座り方をすると、上半身が垂直に立たず、どうしても前かがみになってしまう。

②あお向けに寝て、両膝を立てる。両手で両膝頭の下を持ち、両膝を胸に引き寄せる。

老化していなければ、両膝がピタッと胸につくはずだ。

しかし両膝が胸につかないのは鼠蹊部《そけいぶ》（足のつけ根）の筋がかたくなっているのと、

体の老化を知る方法

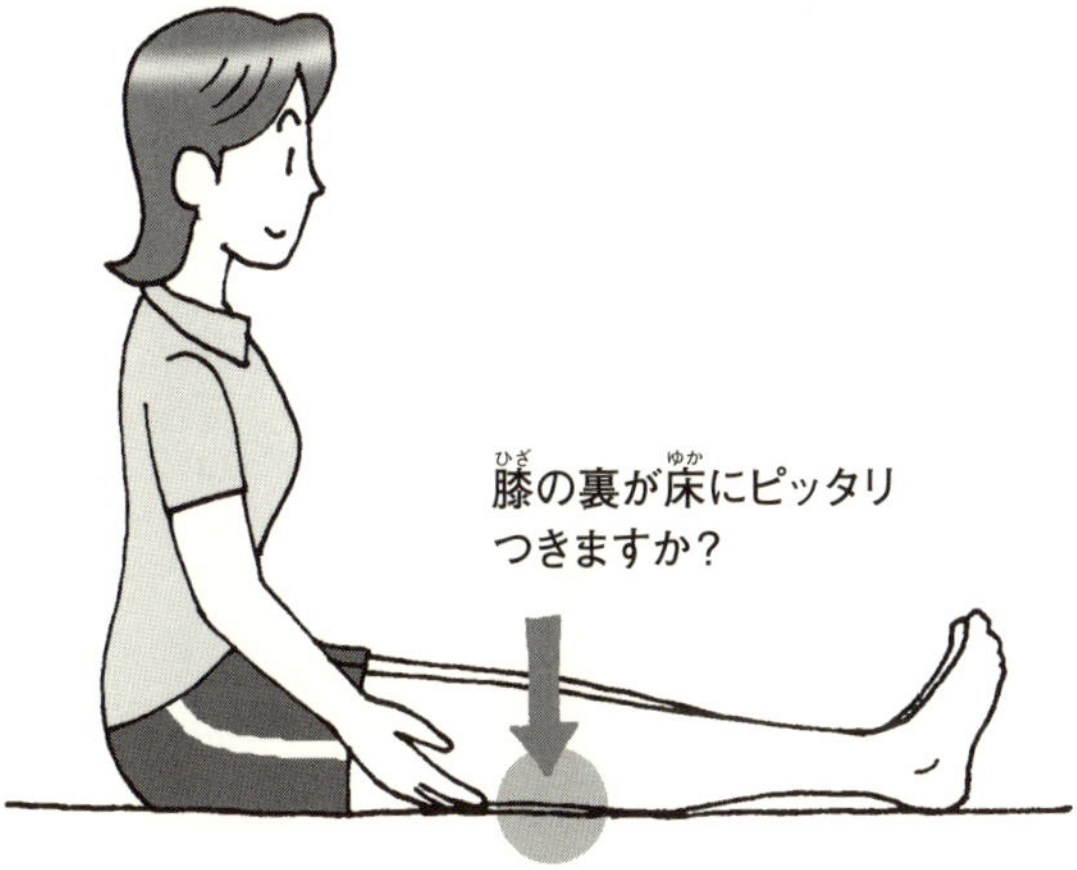

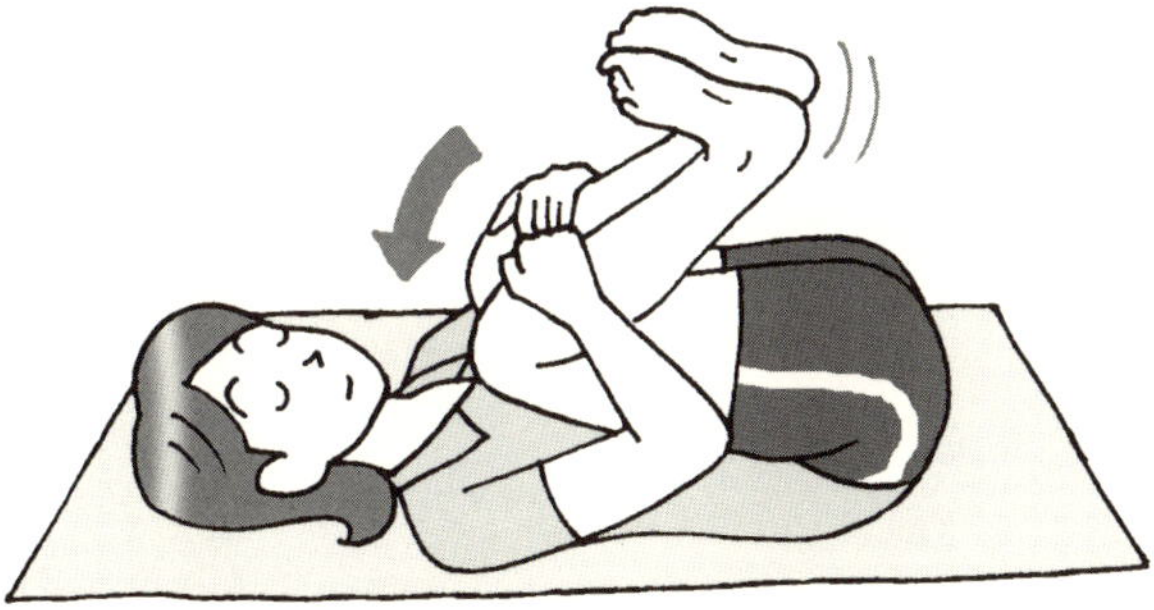

両膝が胸につきますか？

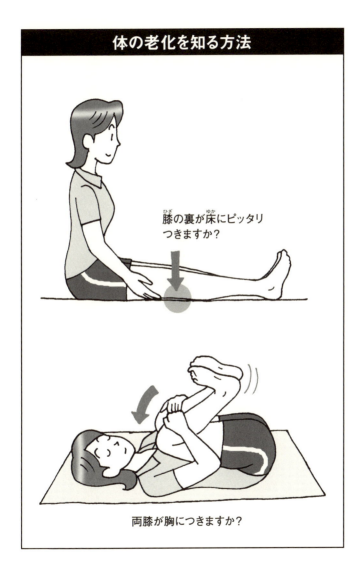

脊髄《せきずい》のゆがみが原因である。

二本の足で歩く姿勢が体に無理をかけ、鼠蹊部をかたくし、脊髄のゆがみをつくっていくからだ。

脊髄がゆがむと、さまざまな症状が出てくる。肩こり、内臓疾患《しっかん》から腰の痛みまで、いろいろな障害を招くようになる。

③両足をそろえて立ち、ゆっくり腰を曲げて、両手を床につける。

老化していないときには、両膝を伸ばしたままでも、両手がらくに床につく。床につかないのは、腰の筋がかたくなっているためだ。腰の筋がかたくなっていると、慢性的な腰痛《ようつう》の原因になる。

④片方の足を尻の下に敷き、片膝を立てた姿勢で座る。立てた膝を両手でかかえ、上半身を前に倒して頭を膝につける。

なかなか頭が膝につかないのは、首から背中にかけての筋がかたくなっているためである。

その場合は、首や背中だけでなく、全身の血管が硬直しているので、一般に高血圧の病状をともなってくる。

また、このようなケースでは、上半身の筋のかたさにとどまらず、やがて腰にも悪影響が出るようになる。

⑤あお向けに寝て両膝を立て、両手でおなかを押す。

この状態ではおなかの力が抜けるから、両手で、ヘソ以外のおなかの部分を押してみる。全体がやわらかければ老化の心配はないが、かたいところがあれば、それは実は宿便である。

昨日食べたものが翌日にはすっかり排泄されるというのが、内臓が老化していない、元気な状態である。

しかし、一昼夜以上おなかの中に食べたものがたまってしまうと、宿便になる。

この宿便がひどくなると、毒素が全身に流れ、だるくなったり、疲労しやすくなったりする。

それればかりではない。腸の不調が下半身の「気の流れ」を悪くして腰の痛みを生み

体の老化を知る方法 続き

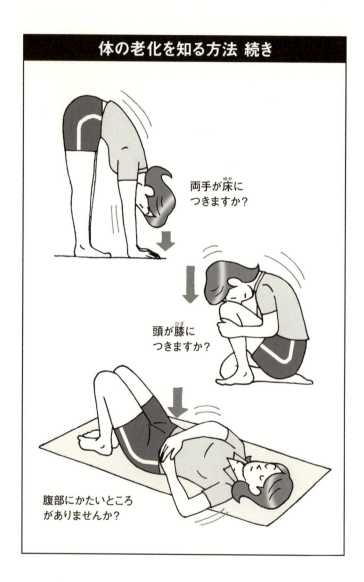

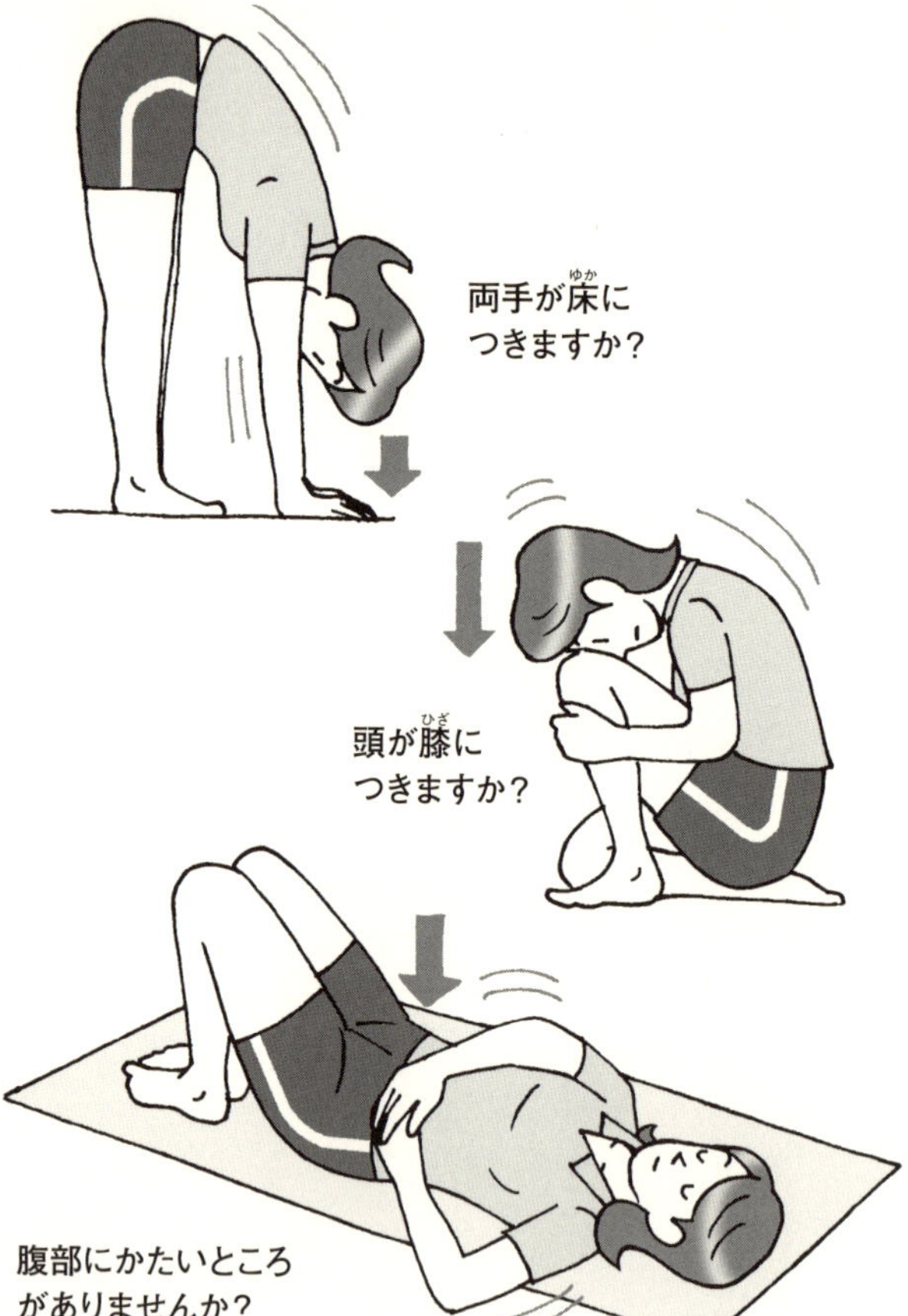
両手が床《ゆか》に
つきますか？
頭が膝《ひざ》に
つきますか？
腹部にかたいところ
がありませんか？

やすくする。

また、便秘は肥満の原因にもなりやすく、肥満が腰の痛みを助長するという関係もよく言われている。

さて、どうだろう。五つの方法をやってみて、あなたの場合は、どんな様子だったか。全部できたら、老化していない元気な体の持ち主だ。邪気がまったくたまっていない、若々しい体と言っていい。

老化現象というと、「とんでもない。私はまだ三〇代なんだから、老化なんて」という人がいる。

しかし、それが間違いなのだ。年齢と老化は必ずしも同じように進行しない。三〇代でも老化現象の出る人はたくさんいる。自分の現在の体の状態がどんなものかを知ることが大切なのである。

スポーツマンでも体がかたい人

「それくらい簡単だ」と自信のある人にかぎって、老化チェックのテストをやると、意外にできない。本人自身が驚いてしまう場合が少なくないのだ。

とくに若いときにかなりスポーツをやっていて体力に自信があるという人ほど、そうした傾向が強いようだ。

それというのも、体力に自信がある人は、疲れを、「一時的な変調」と軽く見過ごしてしまいがちだから。そのため、ほんとうは疲れやすい体になっているのに、無理を重ねてしまうことが多い。

中には、逆療法などといって、さらに体を酷使することで調子を取り戻そうとする人さえいるから危険だ。

体は疲れきっているのに、自信があるため、「無理がきくはずだ」と、自分の体力を試そうとする。

私のところへ以前に入門したNさんがそうだった。学生時代に運動で鍛《きた》えた体は頑《がん》丈《じょう》そうで、たくましかった。

ところが、三五歳を過ぎてから急に疲れやすくなり、腰が重くなったという。ビジネスマンとして、夜遅くまでの残業や社用の飲食が続きがちで、その疲れが翌日まで持ち越されて、やがて腰に痛みが出るようになったのだ。

体力には自信があるので、これはおかしいと思って医者にもかかってみたが、「とくに異常はない」と言われたという。

さっそく試してみると、すべて落第だった。念のため、両手を組んで上に上げさせてみたところ、どうしても手が上に上がらない。

Nさんは、まだ四〇ちょっとというのに、全身が老化して、こちこちになっていた。全身の筋がかたくなっていて「気血の流れ」が悪化し、体のあちこちに邪気がたまっていた。腰が重く、痛みさえ出始めたのは、そのためだったのだ。

実は、若いときにスポーツをやっていた人にこういうケースが少なくない。スポーツというのは、その種目に応じて特定の筋肉を鍛えるものだ。逆に言えば、必要以上に特定の筋肉が発達してしまうことにもなる。

こうした場合、社会人になってすっかりスポーツをやらなくなると、体についた筋肉を動かさなくなるので「気血の流れ」が乱れて、老化を早めがちなのだ。

ある時期で引退して、急に運動をやめたプロ選手などに短命が多いのは、このためと言っていい。

スポーツ選手には、特有の病気を持っている人がかなり多い。プロ野球の選手は、肩や肘《ひじ》を痛めやすく、お相撲さんは、体が重いので、それを支えるため膝や腰を痛めがちだったり、体重を増やすため、食物を多量にとるので、糖尿病になったりする人が多いのである。

これらは、一般に職業病と思われているようだが、病気というより、むしろ特定の筋肉や内臓を使いすぎて起こった老化現象と言える。一般の職業病についても、同じことが言えるだろう。

パソコンを扱う人の腱鞘炎《けんしょうえん》、デスクワークの人の冷房病なども、老化現象にほかならない。

だから、職業病というのはほとんどの場合、老化した筋や内臓の「気血の流れ」を活発にすれば、組織を若返らせて治すことができる。

達人が長生きする理由

世の中を見まわすと、俳優、作家、画家、陶芸家《とうげい》など、達人と言われる人に、かなり長生きの人がいるようだ。

きっと医学的にもおもしろい研究の材料になると思うのだが、今のところ、医学界では注目されていないようだ。

どんな仕事でも長く続けていれば、その仕事独特のクセがつくものである。職業病と呼ばれるものも、考えようによってはクセと言える。

パソコンを使う人は目にトラブルが出たり、タクシーの運転手には腰痛の人がかなり多かったりする。

しかし、達人と呼ばれる人の場合、その職業に特有の不調を訴えることが少ないのだ。体に変なクセがつかないのだろうが、達人とか名人と呼ばれる人が長生きできるのは、このあたりに秘密があるはずである。

では、なぜ達人や名人に妙なクセがつかないのか。その理由を考えてみると、自然に逆らわない体の使い方をしているのに気づく。具体的には、肩の力が抜けているということだ。

「腰が決まっている」「腰がすわっている」という表現があるが、これは、実は肩に関係がある。肩の力をすっかり抜かなければ、体は不自然になり、変なクセになってあらわれるというわけだ。

その点、達人は腰が決まっている。逆に言えば、腰が決まらなければ達人にはなれないのである。

それは元をただせば、自然に肩の力を抜いているためなのだ。仕事中にもこだわりがないから、その姿は赤ちゃんが無心《むしん》に遊んでいるようにも見える。体の気がいつも自然に流れているのである。

肩の力を抜くこと、腰のかたさを取ることが、どんなに深い意味を持っているかがわかるだろう。

導引術は「芸」を高める

導引術を一年でも続けている人の場合、お茶やお花、踊りなどをやっても、驚くほど上達が早い。

これらの芸事《げいごと》というのは、一言で言えば、「どれだけ腰が決まるか」による。目指すところは根本的には同じものなのだ。

日本の伝統芸能である歌舞伎《かぶき》や能には、とくにそういった面があるようだ。現在の歌舞伎は年配の方だけでなく、若い世代、とくに女性にとても人気がある。それは、若手がその一翼《いちよく》を担《にな》っていることもあるだろう。

その彼らの呼吸のリズム、間《ま》のとり方を見ていると、一種の歩行術になっている。歩行術は「息学《そくがく》」とも呼ばれるが、読んで字のごとく、息の仕方のことである。

歌舞伎などの役者に長生きの人が多いのは、知らず知らずのうちに高度な導引術を実践しているからと考えられる。

「気」のパワーを最大限に高めてくれる導引術

導引術で定められたそれぞれの動作は、もともとは野生動物の動きをまねてつくられたものである。

野生動物たちが病気をせず、天寿をまっとうできるのは、自然の動きに逆らわないからだ。

犬や猿が肩こりや腰痛に苦しんだなどという話は聞いたこともないだろう。

導引術の起源は、およそ五〇〇〇年以上前と推測されている。推測というのは、そんな古い時代の記録は残っていないからだ。しかし、後世の多くの記録がそのことを物語っている。

さて、時代はぐっとくだって、中国の後漢《ごかん》末（西暦二世紀末）のころに華陀《かだ》という名医がいた。

世界の医学史の中で初めて麻酔薬を用いたことで有名な人だが、この人が古代から伝承されてきた道家の行法を集大成し、「五禽《ごきん》の戯《たわむ》れ」という健康法をつくった。五禽というのは猿、熊、虎、鹿、鳥のことで、華陀は、こうした動物の動作に似せた体操をつくったのである。

この体操のような動きを毎日続けた華陀とその弟子たちは、老齢になっても青年のように若々しかったと記録に残されている。

これこそ一種の導引術だったわけだ。

では、華陀は「五禽の戯れ」をいったい誰から学んだのだろうか。一人の天才が突然、「動物のまねをすると若返る」とか、「動物の動きを身につけると長生きできる」という法則を発見したのではないのは確かだ。

その天才の前に何百年、何千年にわたって研究が積み重ねられたことを忘れてはならない。

考えてみれば、古代において、人間の敵はまず獣《けもの》だった。とにかく獣の攻撃から身を守らなければならなかっただろう。

また、「できれば獣より強くなりたい」と思い、彼らは必死で、獣の動きや習性を知ろうとしたはずである。

そうした過程で、動物の身のこなしというものが自然の理にかなったもので、人間がまねをすれば、思いがけない力を発揮できることを発見したのではないか。

人間は、長い時間をかけて四足歩行から二足歩行に進化してきた。

しかし、二足歩行になっても、肉体の基本的な構造には変化が起きていない。だから、二足歩行の無理によって筋肉の使い方にひずみが生じ、内臓にもよけいな負担がかかるようになっていったのである。

逆に言えば、人間が獣の動きをまねすると、筋肉のひずみが解消され、ふだん使われていない本来の力を発揮することができるわけである。

また、内臓にかかっていた負担もぐんと解消されるようになる。

このような体験を積み重ねて、人間は、動物たちの動きから人間独特の二足歩行による体のひずみを解消し、本来持っている力を十分に引き出す方法を学んでいったのである。

動物の動きに学ぶ

人間は足腰が衰えても、内臓は元気で食欲は衰えないということがある。しかし、動物たちは、寿命がつきると、手足と内臓が同じバランスで衰え、特別に苦しむことなく、眠るように死んでいくのである。ということは、人間も動物の生き方を学べば、病気にかからないし、病気では死なないのではないのか。老化に苦しむこともないのではないか。そして、動物と同じように、寿命のつきるまで元気に生き続け、苦しまず、まるで眠るように死ぬことができるのではないだろうか。

動物たちに対する観察と研究は、時代とともにさらに深まっていった。動物の歩き方、獲物を捕らえるときの姿勢、子の育て方、寝姿、そして息の仕方……。

これらをすべて、人間は自分の身に置きかえて、まねてみたのである。つまり、人体実験をしてみたのである。そして、さまざまな試行錯誤のあげくに、動物と人間の動きや生命活動に共通して働いている「気の流れ」に気づいたのである。

動物は「気」を自然に十分に体に取り入れ、体の中にめぐらしているからこそ、病気にかからないのだ。人間は、動物から人間になる過程で、「気」を自然に十分に体内に取り入れる方法を忘れてしまったのだ。このように動物のまねから学んだ「気」の発見は、導引術を飛躍的に発展させた。それまで、脈絡のない個々ばらばらの体験の積み重ねであったものが、一つの体系に整理されるようになったのである。

中国でいちばん古い医学書として、日本にも早くから伝えられ、現在でも鍼灸《しんきゅう》の聖典とされているのが『黄帝内経《こうていだいけい》』だ。この書には、病気の治療のために導引術を利用したという記録がある。つまり、「人間の体にひずみが生じ、苦しむのは、自然に反する行為をするからだ」と気づき、自然の姿に戻すために野生動物の動きをまねてみるという、言わば経験から生まれたのが導引術のルーツである。前かがみになって仕事をしていたのなら、反対に背中をそらしてやればいい、というような基本的な動作から始まったと考えられるわけだ。

これに東洋医学の発想が加わった。私たちの体に不可欠な「気・血・水」と、全身をくまなくめぐっている「経絡《けいらく》」がそれである。経絡というのは、五臓六腑《ごぞうろっぷ》につながるツボのネットワークのことだ。どこか内臓にトラブルが起きたときに、その内臓につながる経絡を刺激してやれば、もとに戻るのである。

「気・血・水」は東洋医学の神髄《しんずい》とも言うべきもので、「気」とは空気の気、言わば酸素のことと考えてもいいが、その概念はもっと深く広い。「元気」「活気」「やる気」「気合い」「気力」「人気」「雰囲気」「精気」などの言葉が示すように、「気」とは、ものの存在のエネルギーを意味すると言えるのである。

ここでポイントになるのが、「気」とは必ずしも私たちにとっていいものばかりではないことだ。「陰気」「弱気」などマイナスをもたらすものもある。とくに「邪気」は健康を害し、病気をもたらし、人に迷いや苦しみを生じさせる。そこで、「気」のコントロールの上手《じょうず》、下手《へた》が健康を左右すると言える。

導引術というのは、この「気」を最大限に上手にコントロールする科学と考えてもらえばいいだろう。「気」のパワーを高め、血（血液）や水（リンパ液）のめぐりを活性化するという総合健康法なのだ。

導引術のすばらしさは、短時間に誰でもできる点にある。特別な修行も準備もいらない。先人が体験を積み重ねて完成したこれらの方法によって、心と体の健康が得られ、楽しく充実した生活が送れるのである。

心と体の病を治す最高の健康法

さて、ここまでの話で導引術とはどんなものか、ある程度わかってもらえたと思うが、話より、経験を通じて理解してもらうのがいちばんである。そこで、実践してもらう前に、いくつかの実例を紹介しよう。

【実例1】病弱な体がウソのように健康になった

小さな会社を経営しているKさんの場合、小学校のころは朝礼のときに立っていると倒れ、体育の時間もほとんど一人だけ見学だった。学校行事にも参加できずにすごすというような病弱な子どもだった。

成人してからもつねに低血圧に悩まされ、朝は起きられず、夜はなかなか眠れないという生活をしていた。

小さな工場をやっていたので、一日じゅう、無駄な時間のないように仕事をしなければならない。

そのため、肩こり、首の骨のずれ、神経痛など、数えればきりのないほどあちこちに故障が出ていたらしい。

箸《はし》も持てず、字も書けなくなり、「なんとかしなくては」と、あらゆる治療を試してきた。朝鮮人参《にんじん》、ローヤルゼリー、漢方薬、プロテインなどはもとより、整体、お灸《きゅう》、ヨガなど、いいと聞くとやってみた。

しかし、どれもはじめは多少は効くようだが、すぐにもとに戻ってしまう。はっきり効果のあったものはなく、結局は、どれも途中でやめてしまったそうだ。

ある日のこと、新聞を広げると、導引術の広告が入っていた。なにげなく読んでいるうちに、「これは自分の体にとって効果がありそうだ」と心に響くものがあり、さっそく電話で問い合わせたのである。

自分の症状を説明すると、「すぐにいらっしゃい」と言われ、その日の午後には道場へ出かけていた。

こうして導引術を習い始めたのだが、その気持ちのよさに、体がグングンよくなっていくような気がしたという。

「これだ、これだ」と感じたKさんは、毎日一生懸命に打ち込んだ。とにかく楽しかったので、無理なく続けることができた。

そして気づいてみると、朝は起きられるようになり、夜はすぐに眠れるようになっていた。いつのまにか肩こりや神経痛も消え、低血圧も解消していたのである。

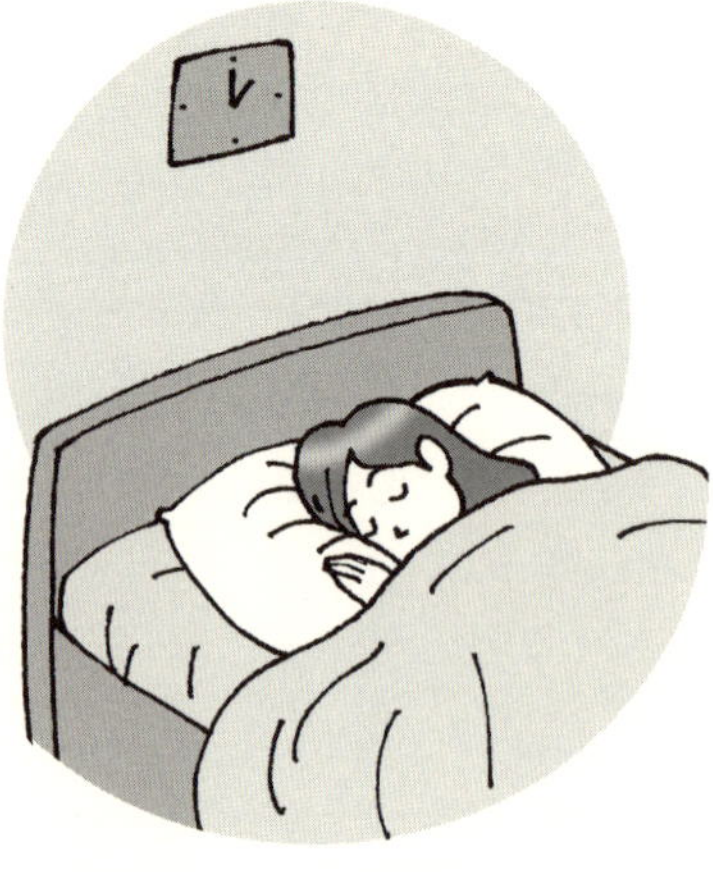

【実例２】苦しんだ膝の痛みが消えた

Ａさんは、数年前から足の疲れを強く感じるようになっていた。若いころから立ち仕事をしてきたが、それまで苦痛を覚えたことは一度もなかった。だから、足の疲れを感じるようになったときには、「どうしたのかしら」とかなり戸惑《とまど》ったようだ。

食事の用意をするときなど、キッチンに立っているのがとてもつらかった。休み休みでないとできなくなり、情けなくなったという。また、とくにアスファルトの道を歩くと、ひどく疲れてしまう。膝から下が痛くなって、夜、布団《ふとん》に入っても足が重くて眠れないこともあった。

もちろん病院にも行ってみたが、それほどよくならない。とにかく鍼《はり》や灸、カイロプラクティックなど、いくつもの治療法を試してみたらしい。

ところがある日、膝に激痛が走った。

このときも病院へ行き、病名は変形性膝関節症と言い、膝の軟骨がすり減っているためと言われた。

そんなときに導引術の本を見かけ、すがるような思いで道場を訪れたのである。

Ａさんは指導してもらっているあいだにも、膝が温かくなってくるのがわかった。しびれるような感覚がスーッと引いていくのも感じていた。家に帰ってからも教わったとおりにやってみた。

すると、痛みのためにトイレに行くのも不自由だったのが、まったく苦でなくなっていたのだ。

こうして一、二か月と続けていくと、「く」の字に曲がっていた膝がまっすぐに伸びてきた。

こうなるとさらに熱が入るから、どんどん足の調子がよくなっていく。そして、半年後には、疲れを感じない足に戻っていたのである。

【実例３】過労で悪くした肝臓病から解放された

私のところに相談に来る人には、病院や医者を転々として、薬づけになり、逃げるようにして飛び込んでくる人が増えている。

地方都市でスーパーに勤めているＨ氏もその一人だった。

Ｈ氏はたばこも吸わず、酒もひかえていた。それにもかかわらず、連日の激務がたたり、とうとうダウンしてしまった。医者に診《み》てもらったところ「過労」ということで、薬を飲み、生活上の注意を守っていたが、体調はなかなか回復せず、かえって病状は悪くなっていったのだ。

一か月ほどたってから大きな病院に移ったが、ここでも「過労ですよ」と診断された。検査を繰り返しても、異常を示すほどのデータがあらわれなかったからである。

しかし、病状はさらに悪くなっていった。疲労が激しく、目もかすむようになった。だが、病院では栄養剤と対症療法としての薬が出されるだけだった。

H氏はなんとかしなければと思い、友人、知人に「よい方法はないか」と聞いてまわった。

そして、友人から導引術を紹介されたのである。その友人の息子がかつて導引術で小児ぜんそくを克服した体験があったので、「H氏にも、何か効果があるのではないか」と思ったそうである。

H氏を一目見て、これは肝臓だと直感した私は、「肝臓が悪いのではないか」と尋《たず》ねてみた。

ところが、検査ではとくに悪くなかったという。そこで私は、検査の数字で病気を判断してはいけないと説明し、だまされたと思って「肝臓強化法」を実行するように指導した。

Ｈ氏は素直なタイプで、忠告をよく聞き、すぐに実行した。すると三日後に連絡があった。疲れが残らなくなったという。やはり、肝臓が弱っていたのだ。

Ｈ氏はこの効果に喜んで、さらに真剣に導引術を実践し、二週間目には、すっかり健康を取り戻し、仕事も精一杯できるようになったのである。

第二章

あなたの腰をやわらかくする

現代人に共通の弱点とは？

人間は、成長期のあいだはとくに健康法など考えたりしなくても、体に元気が満ちているのがふつうだ。

しかし、最近では、自然環境の破壊、食品の人工化、精神的なストレスの増加などによって、成長期のうちに、すでに元の「気」がそこなわれることが多くなっている。

つまり、成長期のうちからすでに老化が始まるという、なんとも恐ろしい時代なのである。

体のトラブルを考えるとき、これは見逃せない重要な点と言える。

一口に「中年になると、体が弱くなる」などというが、一般的には、四〇歳を超えるころから、人間は急に衰えを感じるようになる。腰が痛いとか、膝《ひざ》がおかしい、下半身がだるいなどの悩みである。

たとえば、それまではなんでもなかった階段の上り下りが、たいへんにきつく感じられる。

また、「最近は、いったん座ってしまうと、立ち上がるのがつらいんです」というようになるし、ときには無意識に「ヨイショ」と、かけ声をかけて立ち上がる。若い体のときにはなかったことである。

実は、このような足や腰の衰えというのは、昨日今日に始まったものではない。若いころからだんだんに進行してきた結果だ。

それまでの長いあいだ、気づかずにいた足腰への負担が、体の老化とともに、はっきりあらわれてきたということにほかならないのである。

悪い姿勢を続けてきた、肥満してきた、それらの積み重ねが腰に負担をかける大きな原因になっている。こうした原因があって、上体をかがめたり、重い物を持ったりして、あるとき、腰の負担が限界に達したときに、ギックリ腰や椎間板《ついかんばん》ヘルニアなどが発症するわけだ。

人間が四足歩行から二足歩行に進化した結果、直接負担が重くなった部分は、まず第一に足で、次が腰である。したがって、腰は足とともに比較的早くから老化しやすいと言える。

毎日の生活を振り返るとわかるが、現代人はとにかく足を使う機会が少なくなっている。だから、足の衰えに気がつかないでいる場合も多い。老化が足から腰までどんどん進んでいるのだが、それに気がつかず、重い物を持ち上げようとしたり、無理な姿勢をしたりして、ギックリ腰になる。

この段階に至って、老化の恐ろしさを知るわけだ。

腰痛《ようつう》というのは、ある日突然に襲ってくると思いがちだが、実際は突然なのではない。腰痛に先立って、だるい、重い、腫《は》れる、熱っぽい、痛いなどの症状が出ていたはずである。

しかし、そういった症状があるのに、「寝ていれば治るさ」などと自分で勝手に考えて、体をしっかり見つめないから、「突然襲ってきた」と思ってしまうのだ。

ギックリ腰にならないまでも、腰にいつも軽い痛みを感じている人、歩くときに腰がふらつく人、立ち上がるのがおっくうな人は、腰の老化が始まっていると考えていいのだろう。

言うまでもなく、腰の老化は筋肉の老化である。これは腰の「気血《きけつ》の流れ」が悪くなって筋肉がかたくなっているのを意味している。

ただし、そうした老化現象が出るときは、腰の筋肉だけが老化しているわけではなく、同じように内臓までも衰えている場合が多い。

「私は白内障《はくないしょう》だ」と思い込んでいる人を診察してみると、リューマチだったりすることがある。「長く腎臓《じんぞう》を患《わずら》って、病院に通っても治らない」と嘆く人をよく見れば、心臓のほうがもっと悪かったといったケースもある。どうも眼の具合がおかしいというので眼科を訪れ、そこの医者も「なるほど、眼が悪いですね」といい、せっせと治療を続ける。そのうちにポックリと死んでしまった。家族が不審に思ってよく調べてもらったら糖尿病だった、という話もある。

こうした話から浮かび上がることがある。病気というのは、眼とか鼻とか心臓などの部分だけが悪いのではなく、全身の「気」が乱れているという事実である。

その意味から考えると、「腎臓病だ」と指摘できても心臓病には気づかなかったり、眼の病気に気がついても糖尿病がわからなかったりするような医者を非難するのは無理かもしれない。

とくに現代は、さまざまな病気がさまざまな原因であらわれるから、正確な診断を下すのがたいへんむずかしくなっている。

ほんとうの病気の原因を正確に指摘することは、実際にむずかしい。しかも、病気の原因を指摘できても、それを指摘した名医が完全に治療できるかと言えば、必ずしもそうではない。

一病一因ではないということは、そのまま治療の原則にもなる。

心臓は心臓、肝臓は肝臓と分けて治療しても、ほんとうに病気を治すことにはならない。病気は全身の「気の流れ」の乱れで、その「気の流れ」を正しくしてやらなければ治らないからだ。それをやれるのは、導引術《どういんじゅつ》しかないのである。

病気にならないためには「気の流れ」を知り、自分の体がどんな構造を持っているのか知らなければいけない。

西洋医学は解剖《かいぼう》や手術という方法で、人間の体の構造を知ろうとする。しかし東洋医学では、「気の流れ」の法則をつかみ、それで人体の構造を知ろうとする。その法則を知るのは困難ではないが、それは書物からは学びにくい。自分の体で覚えるしかないのだが、一度覚えたら忘れることもない。

この章では、体のゆがみ、内臓の弱点に対していろいろな対策を考えると同時に、体づくりのための大切な方法を教えたいと思う。

バランスのとれた体になるために

体調の悪い人の場合、体のどこかの部分に左右のバランスの崩《くず》れが起こっていることが多い。

体の専門家が指摘するのは、背骨の曲がりだ。

とくに女性の場合には、ふだん横座りをする。座り方の習慣になっているのだろうが、そのときに、お尻を左に、両足を右にして「左横座り」になると、左の側弯《そくわん》になってしまう。

逆の座り方なら、右の側弯になる。

人間は生活の中で、いろいろなクセを持つようになるが、これが体に影響を与え、体を悪くすることも多いのだ。

脊柱《せきちゅう》の右側弯、左側弯を簡単に見抜く方法がある。

【右側弯の場合】

●腰をかけて足を組むときには、右足が上になる
●肘《ひじ》かけがあると、どうしても右に寄りかかる
●寝ころんでテレビを見るときは、右手で頭を支える
●立っているときには、右足に重心がかかる
●寝るときは、右側を下にして横になっている
●パンツやズボンをはくときは、右足からはく

【左側弯の場合】

●腰をかけて足を組むときには、左足が上になる
●肘かけがあると、どうしても左に寄りかかる
●寝ころんでテレビを見るときは、左手で頭を支える
●立っているときには、左足に重心がかかる
●寝るときは、左側を下にして横になっている
●パンツやズボンをはくときは、左足からはく

ここで紹介した二つの側弯のパターンのいずれの項目にも、きっと心あたりがあるはずだ。

しかし、あきらめることはない。

こうした傾向を無理なく治す方法があるからだ。

①あお向けに寝る。目は閉じ、両手は親指を中に入れて軽く握る。

②左膝《ひだりひざ》を折り曲げ、息を吐《は》きながら、できるだけ胸に近づける。

これを一コースとして、三回。

続いて反対の膝も三回やる。

それから、膝をつけにくかった側をまた三回やる。

こうすると左右のバランスが調整され、体全体のゆがみがなくなるので、ぜひ試してほしい。

腰のゆがみを治すには？

ギックリ腰の場合は、次のようにする。

①立て膝で座って、両足を曲げ、かかとがお尻につくぐらいまで両手でしっかり引きつける。

②顔を両膝につける。そのままの姿勢を二～三分続ける。

ギックリ腰はこの方法でよくなる。

わずか一回やるだけでかなりおさまるのだから、簡単なようで、たいしたものと言えるだろう。

さらに、次のような腰の健康術もやってみてほしい。

【腰の健康術A】

①直立の姿勢で立ち、口から息を吐《は》きながら、ゆっくりと上半身を前方に倒す。できれば手のひらが床《ゆか》にぴったりつくまで倒すといいが、最初のうちは無理をせず、上半身を曲げられるところまで倒せばいい。

②上半身を曲げられるところまで倒したら、口を閉じて、鼻から息を吸いながらゆっくりともとの姿勢に戻る。

この①②を一回として、一度に九～一八回繰り返す。

最初のうちは床に手がつかなくても、五日から一〇日ぐらいで床に手がつくようになるはずだ。

これは腰が若返るからである。

これらの簡単な運動が大いに効果を発揮するのが、足や腰の悪い人の場合だ。内臓の病気と違って、四十肩、リューマチ、ギックリ腰などの人は、動きがつらそうなのがわかる。

それが、みるみるうちによくなるので、半信半疑の人も、

腰の健康術A

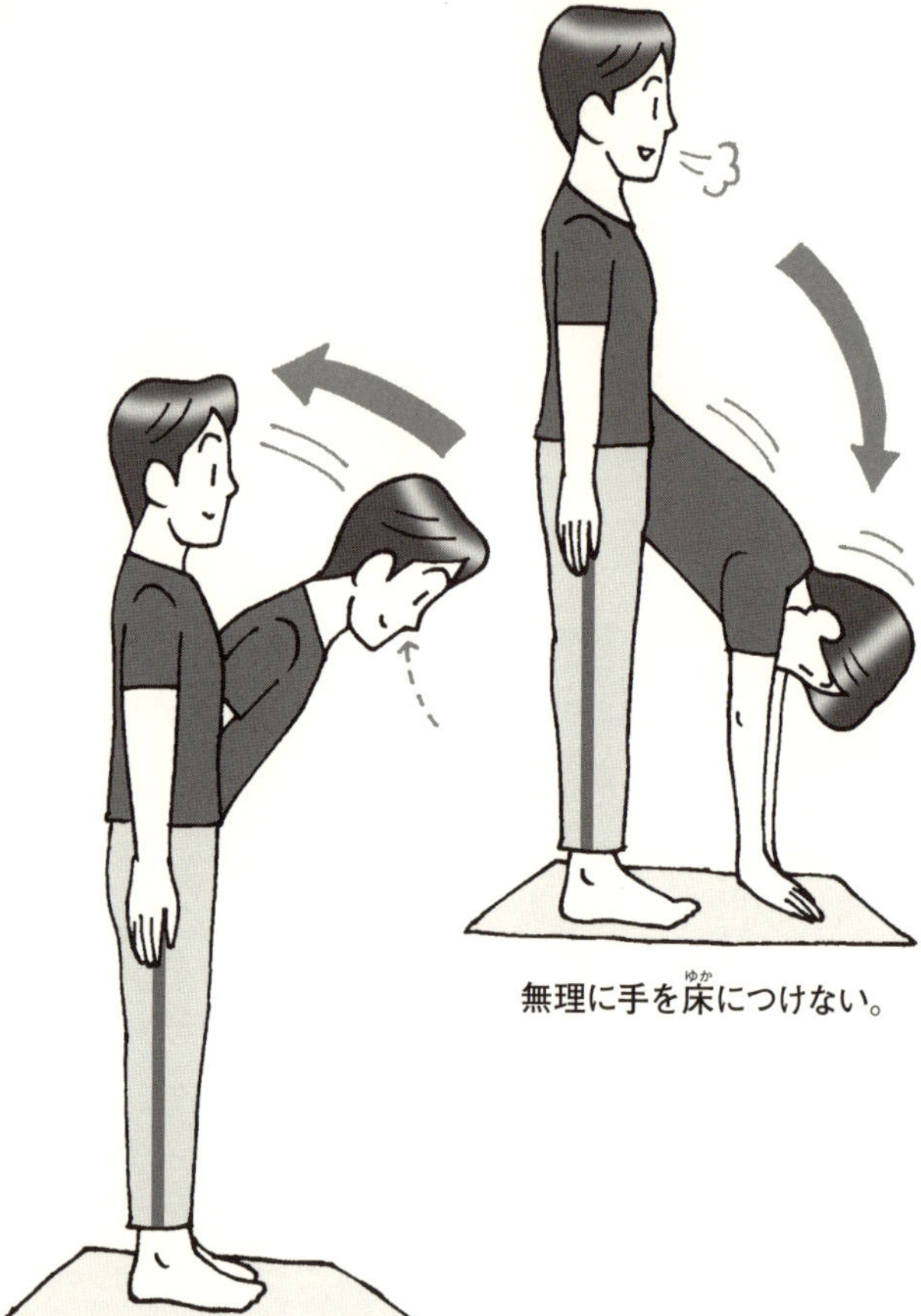

無理に手を床《ゆか》につけない。

「これだけ効くなら、自分にも効くだろう」

という確信が持てるようだ。

五五歳のK氏は、ギックリ腰になってしまい、奥さんにかかえられて講習会の会場へやってきた。

講習会の前日に、仕事で重いものを持ち上げようとして力を入れたとたんに腰を痛めてしまったらしい。

とにかく寝ることも座ることもできないという。

私はK氏にギックリ腰の行法《ぎょうほう》を教え、講習会が終わるまでずっとやってみるように指示した。

その行法は、立ったまま上体を前に倒すものだが、K氏は初めは苦しそうに、上半身をほんのわずか前にかたむけることしかできなかった。

私は一〇〇人以上の人たちを同時に指導しなければならず、K氏だけを診《み》るわけにいかないので、奥さんに両膝を曲げないこと、そして無理に体を曲げようとしないようにと注意をしておいた。

それから四〇分後、再びK氏のところに戻ると、上体は三分の一くらい前に曲がるようになっていた。

それを確かめてから、もう一度会場をまわり、指導にあたった。

しばらくしてK氏のほうに視線を向けると、だいぶ背中が曲がり、両手は床から二〇センチくらいのところまで来ていた。

ところが早く治したい一心から、上体にはずみをつけているのが見えたので、すぐにやめさせた。

静かに息を吐きながらやらないと、逆に腰を痛めてしまうのだ。

注意されたK氏は、はじめのようにゆっくりと行法をやり、とうとう講習会が終わる一〇分ほど前には、両手が床にとどいたのである。手が床にとどくということは、すなわちギックリ腰が治ったということだ。

四〇歳を過ぎた人には、この行法は、ちょっとやりにくいかもしれない。両膝が曲がってしまいやすいからだ。

しかし、呼吸と合わせて、正しい動きをすれば、コツはすぐ飲み込めるようになるものである。

現にK氏のギックリ腰も約三時間で治ってしまったのだ。

ギックリ腰になって一週間近く寝こんだとか、寝ていてもつらくて仕方がないとかいう話をよく聞く。

だが、だからといって、医者に行っても、安静にして痛みが弱まるのを待つしかないのである。

ほかの方法でも、これほど早くギックリ腰を治す方法はないだろう。

しかもこの行法は、腰の組織を若返らせる行法だから、続けていれば、その後も悩まされることもないわけだ。

【腰の健康術B】

①膝を立てて座り、その膝を両手で抱くようにして顔をうつむけて二～五分、そのままの姿勢で自然に呼吸をする。

②終わったら、足を伸ばして、二呼吸する。

以上のような行法も、ギックリ腰をおさめるのに効果的だ。

ギックリ腰になると、痛みのために、「腰椎《ようつい》を傷めたらしい」と考えるケースが多い

腰の健康法B

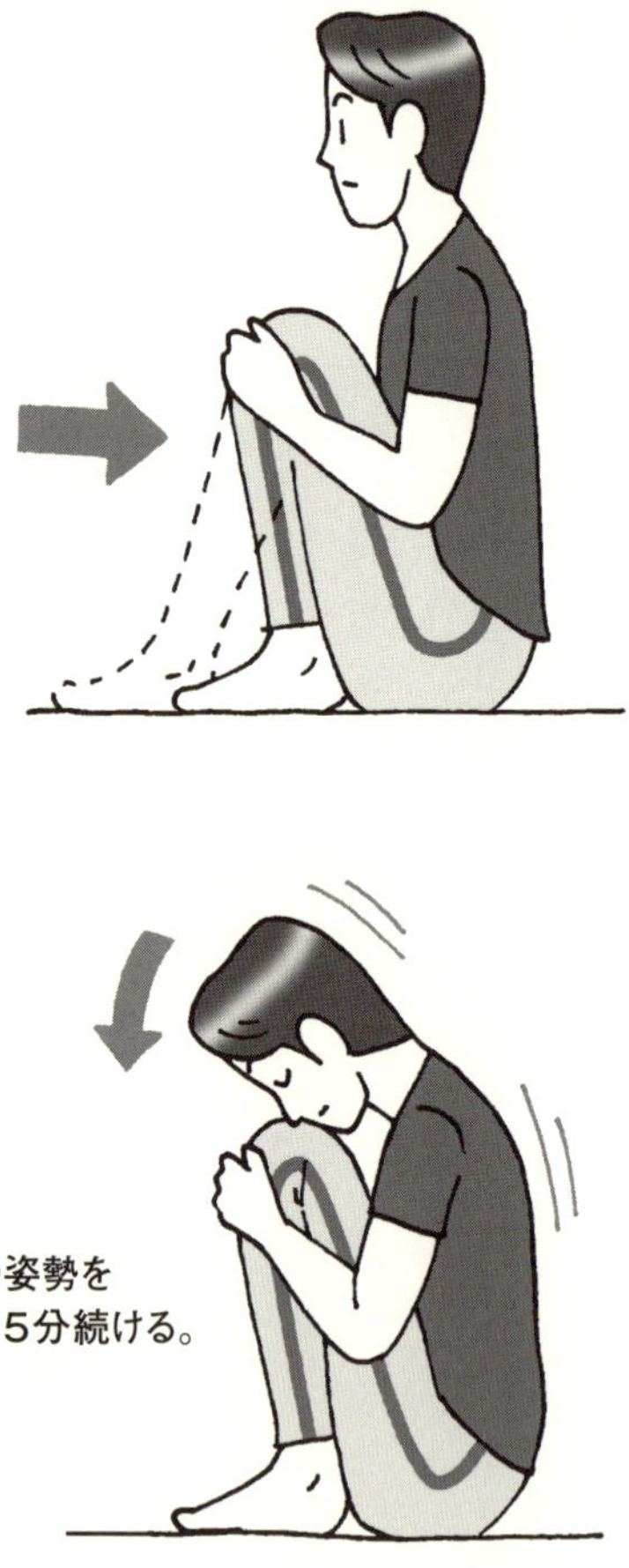

ようだ。

しかし、ほとんどの場合は、腰の筋肉の損傷による痛みである。

老化によって腰の「気血の流れ」が悪くなり、邪気《じゃき》がたまった筋肉が体の動きに応じられなくなったのが原因だ。

腰の老化が原因だから、腰の健康術で治すことができるわけだが、腰の健康術を繰り返し、痛みが取れるまで何回もやる必要がある。

最初は曲げるのも苦しいだろう。

それでも一時間から三時間くらい、あせらずに繰り返していると、だんだん腰が曲がるようになる。

そして、やがて手は、膝から下へととどくようになっていく。時には床につくまでになるだろう。

そのころには、治っているものである。

腹部・背筋の「気の流れ」をよくする

私たちの体のどこか一部分の筋肉が緊張していると、血液の循環が悪くなるものだ。また筋肉を使わなければ、静脈血《じょうみゃくけつ》の流れも悪くなるので、筋肉が疲労し、こりや痛みが増してくる。

とくに慢性の痛みの場合は、姿勢の悪さで起こる筋肉の異常に大きな原因がある。ふつうに起こる腰痛というのは、筋肉と関係が深い。

健康な人間の腰椎は、体の前のほうに向かって弓形に曲がっている。

腰椎は、腹の筋肉や背の筋肉で支えられているが、やや前に曲がっているほうが、立ったり座ったりするのに適しており、そうなっていれば背骨を支えている筋肉の負担も軽い。

ところが、腹筋が弱ってくると、腰椎は前のほうに出てきて、腰椎の前弯が強くなってくる。

これが「そり腰」と呼ばれる、腰椎に無理のかかる形なのだ。そり腰状態が続くと、腰椎にひずみが生まれて、痛みが出てくる。

こうなると、その近くの部分の筋肉がいつも緊張しているため、血液のめぐりが悪くなり、治りにくくなってしまう。

これとは反対に、背筋が弱ると、腰椎の弓形の曲がり方が少なくなり、逆に体の後ろに弓形になって、腰が曲がってくるわけだ。

このように、腹や背中の筋肉が弱くなると、腰椎にも影響して骨が弱化し、腰痛の大きな原因になるのだ。

「廃用性萎縮《はいようせいいしゅく》」という言葉がある。使わない機械がサビついてしまうように、人間の筋肉も、使わなければどんどん弱くなるという性質があるわけだ。若い人でも、手術をしたり、骨折して入院したりして何週間も寝たきり状態で筋肉を使わないでいると、すぐには歩けないくらい筋肉が弱ってしまう。

逆に言えば、現代人の腰の痛みというのは、弱った筋肉を強化し、弾力のある腹部にすれば治すことも可能と言える。

肥満は腰痛や肩こりの敵

中年期にさしかかるころから、腰痛や肩こりに悩まされ始める人がたくさんいる。同じような姿勢をしばらく続けていると腰が痛くなったり、集中して仕事をすると肩がこったりするというケースが多い。

筋肉の疲労が積み重なっていることがわかる。

私たちは日常生活の中で、ほんのちょっとした買い物でも、車を使いがちだ。また、仕事にはバスや電車で出かけたり、会社ではエスカレーターやエレベーターを使ったりしている。

そのうえ、仕事はデスクワークが多く、便利で快適な生活を送っていると言える。しかし、これが肥満の温床《おんしょう》になっているのだ。

人間は中年を過ぎて急に太り始めると、背骨はすでに老化を始めているし、これまでの体重以上の重さを腰椎が支えなければならなくなる。これでは腰を悪くするのは当たり前なのだ。

だからこそ、体重に注意しなければならない。

「肥満は成人病の大敵」と言われるので、スポーツをしたりジョギングをしたり、できるだけ体を動かすようにしている人が多いようだが、やはり肥満が始まると、体を動かすのがおっくうになってくる。

こうして、運動不足のために余ったエネルギーはさらに体内にたくわえられて、だんだんに必要以上の脂肪が体についてしまう。

肥満は、余分なエネルギーが皮下脂肪として蓄積されたものだ。そこで、摂取《せっしゅ》されたエネルギーをすべて体内で燃焼してしまえば、皮下脂肪は形成されず、肥満も起こらないことになる。

これまでは、腰痛と言えば、マッサージなど外側からの治療を考えがちだったが、体の内側から治すこともよく考えたほうがいいだろう。

腹部の贅肉《ぜいにく》を取るブリッジ呼吸

やせる下着、やせる器具、やせる食品など、女性誌を見ると、やせる広告がきわめて多いのに気づく。あらゆる方法で女性の心をくすぐっているわけだ。もちろん、やせたいと思っている人は女性ばかりではない。食べ物があふれている現代では、太りすぎて医者から注意されている男性も増えている。

肥満と言えば過食が原因と言われ、やせたいと思う人はまず減食を試《こころ》みる。しかし、この方法は問題をかかえている。

一日にごはん一杯しか食べずに減量したところ、やせるにはやせたが、貧血で倒れてしまうというケースが多いのだ。

減量というよりも衰弱である。顔や肌につやがなくなるような減量は健康的とは言えない。

肥満の大きな原因は、体の機能が衰え、排泄《はいせつ》機能が正常でなくなっていることにある。だから、無理な減食よりも、排泄機能を正常に戻すのが先決になる。そうすれば、次第に体重が減り、腹部の贅肉《ぜいにく》も取れてくるはずだ。

それには、次のようなブリッジ呼吸法をやるといい。

①あお向けに寝て、両膝を伸ばし、両手を組んで頭の下に置き、両膝をそろえて立てる。
②この姿勢から、ブリッジのように、ゆっくり腹を上に持ち上げる。このとき、息を静かに口から吐きながら上げるようにする。息を吐ききったところで、口を閉じて静かにもとの姿勢に戻す。

これを、一日に朝晩二回ずつ繰り返すと、一週間ほどで、腹の贅肉は目に見えて取れてくるだろう。一か月もすれば、きれいなプロポーションの体型に変わってくるはずだ。ただし、腹部の手術をした人は行わない。

人によっては、最初やせ出したころに、おなかにシワができることもあるが、やがて張りが戻ってくるので心配はいらない。

腹部の贅肉《ぜいにく》を取る

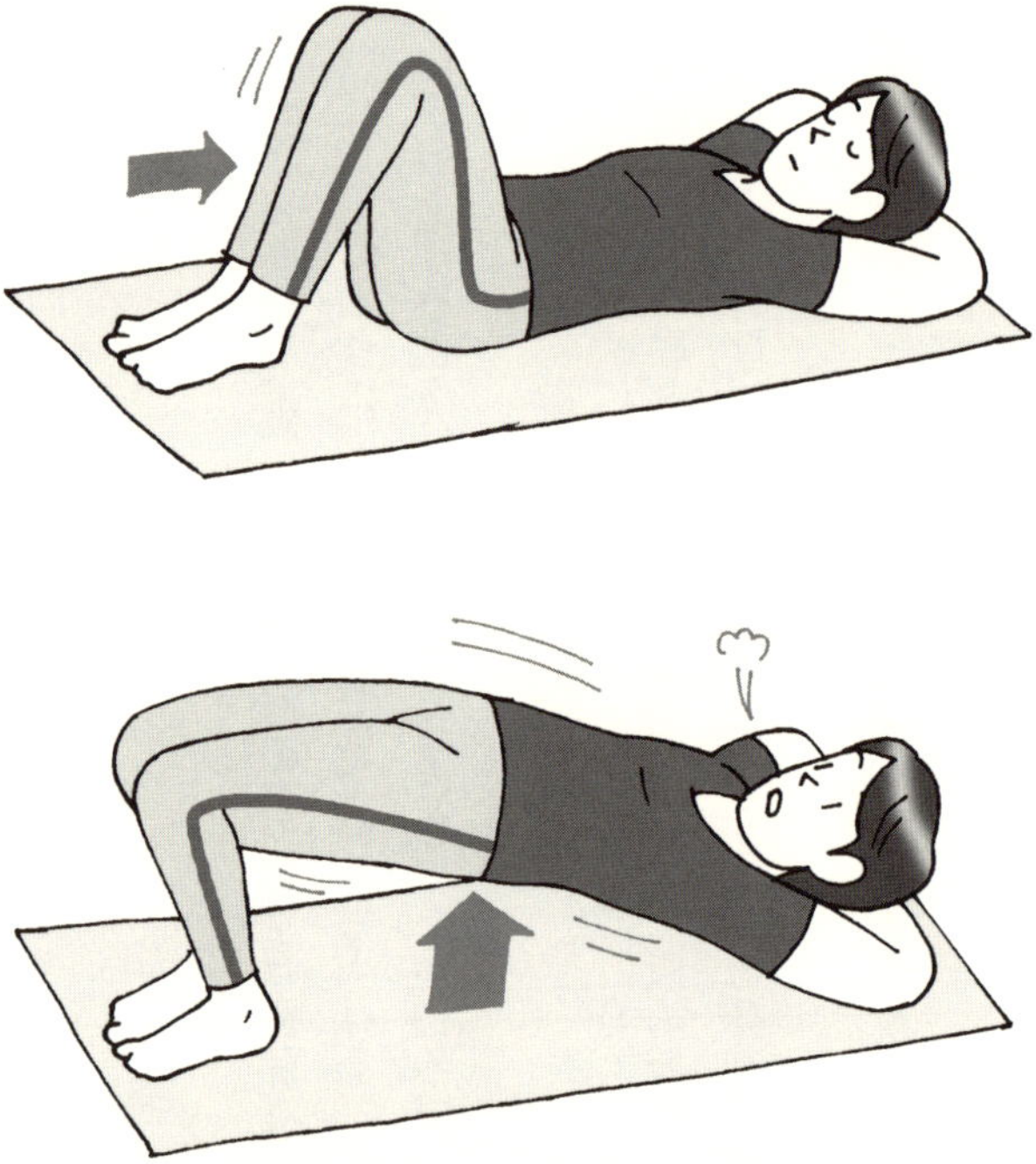

ブリッジのように、ゆっくり腹を上に持ち上げる。

注　腹部の手術をした人は行わない。

効果のある就寝前の腰湯

日本人には冷え症が多いと言われるが、とくに女性には冷え症が目立つ。

この冷え症というのは、手足の冷えに始まり、背中がゾクゾクするとか、腰から下腹部が冷えて困るなどの症状が出るものである。ところが現代医学では、決定的な治療法は見つかっていない。

「気」の健康術としては、手足の冷えには腰湯をすすめている。

冷え症をもとから絶つことができるのがこの方法だからだ。毎晩、寝る前にやってほしい。

①まず、ぬるま湯の入ったバケツに両足を入れる。次に、熱湯をバケツに少しずつ加え、熱いな、と思うところまで湯を注ぎ、しばらくしてまたぬるくなったら、さらに熱い湯を注ぐ。

②これを繰り返して一五分から二〇分ほどして体から温まったら、ていねいに足をふいて、すぐ寝床に入って休む。注意することは、最後に足をふくとき、指の股《また》などもていねいにふくこと。わずかな水分でも、それが原因で冷えてしまうためだ。

腰湯をして寝ると、夜中に全身に汗をかくことがあるが、これは乾《かわ》いたタオルでふき取ってしまうように。

こうして一週間ほど続ければ、冷え症は治ってしまうだろう。

決定的な治療法がないと言われる冷え症にも、このように効果のある方法があることをぜひ知ってほしい。

また、胃腸の疲れが原因で腰が痛むという場合には、腹部に部分的な冷えが出るケースもある。

冷えがなくなれば、胃腸の働きはグンとよくなり、腰痛も軽くなってくる。

それには、冷えている部分を温めてやること。とりあえず自分の手を当てて、「手当て」をするといい。

腎臓《じんぞう》がよくなると、腰が軽くなる

腎臓《じんぞう》は、血液を濾過《ろか》して尿《にょう》をつくる器官である。最近は腎臓病に苦しむ人が増加してきた。

これは、食品の中に化学物質の添加物が増えているためだろう。なんとか不自然な化学物質を体外に排泄しようとして、腎臓に無理な負担がかかっているのだ。

「気の医学」から見ると、腎臓は生命のエネルギーの根源である。臓器の中でも、もっとも大切な器官と見ている。だから、腎臓の機能が回復すれば、老化を防ぐのにも効果的なのだ。

腎臓の悪い人は、顔でわかる。顔全体が黒ずんでいるか、目の下の縁《ふち》が黒くなっているのだ。

もっと進むと、皮膚が青黒く、または青黄色になってむくんでくる。そこまでいかなくても、腎臓が腫れている人は多い。中高年のほとんどは腎臓を腫らしていると言える。

「他人とくらべて自分は健康だ」と思っている人は、自分の裸の背中を鏡に映してみるといい。

両側の腰のくぼみあたりが飛び出していれば、腎臓が腫れているという証拠。腎臓や膀胱《ぼうこう》がかなり疲れている状態にある。

ここで紹介する行法《ぎょうほう》で、大切な体の「濾過装置」を元気にしてやってほしい。とくに腎臓が悪くて腰に痛みがある人には、ぜひおすすめしたいものだ。

【腎臓の摩擦《まさつ》法】

①正座しても、両足を前に伸ばしてもいい。両手のひらをこすって温める。

②背中の腎臓の上のあたりを、上下に三〇回以上摩擦《まさつ》する。疲れたら休み、何回も繰り返す。肌にじかに手のひらを当ててやるのが原則だが、オフィスなどでは、イスに座ったままで、服の上から摩擦してもいい。

しばらくすると足の裏に汗をかいてくる。邪気が出ている証拠なので、タオルでふき取る。

腎《じん》臓《ぞう》をよくする

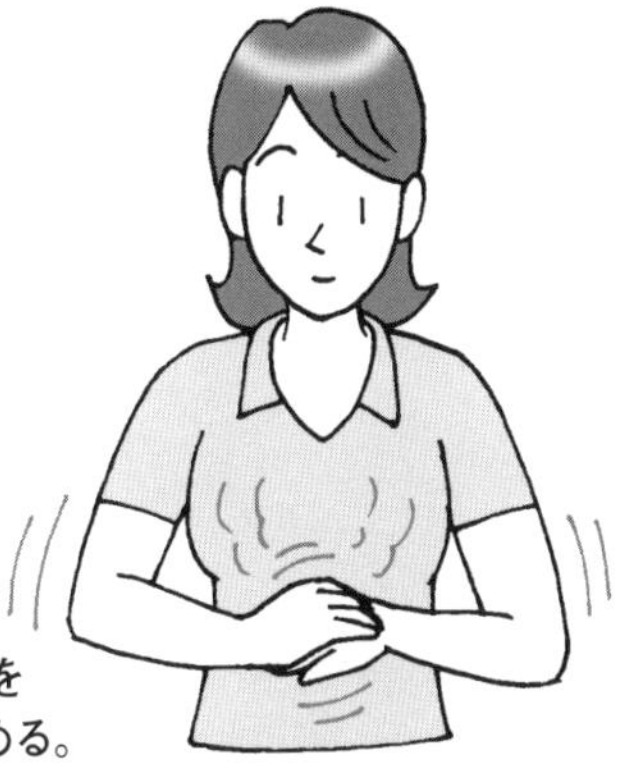

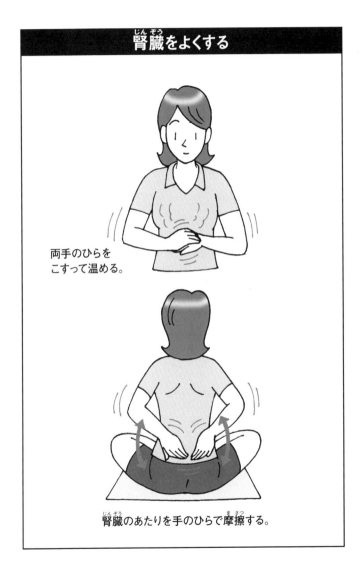

両手のひらを
こすって温める。

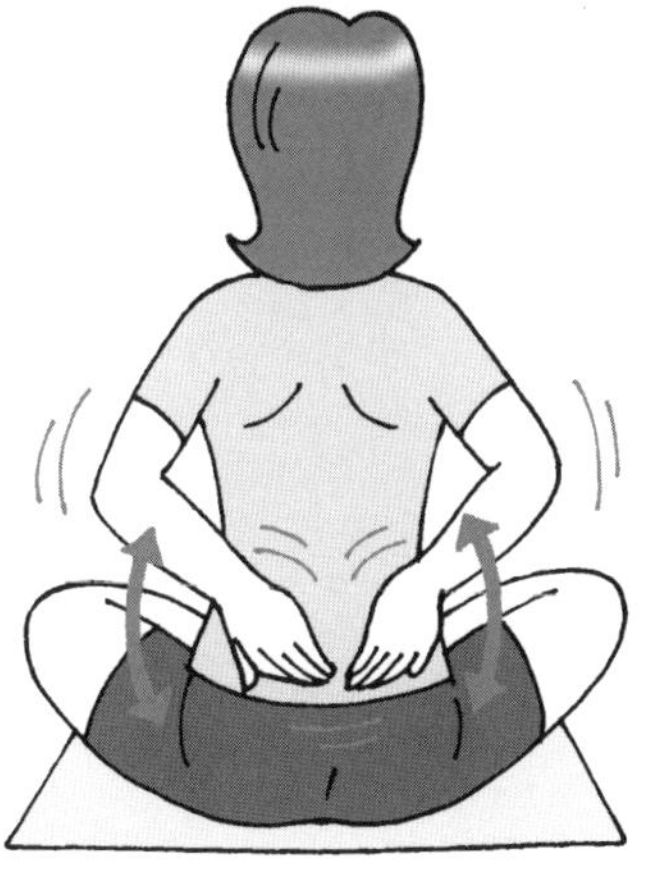

腎《じん》臓《ぞう》のあたりを手のひらで摩《ま》擦《さつ》する。

痔《じ》を治すことも体に対する大切な手当て

体がかたい人の場合、筋肉の緊張についても、いろいろと対策を考えておく必要がある。

筋肉の異常な緊張と言えば、日本人に多いのが痔《じ》だろう。

痔といっても、イボ痔、切れ痔、脱肛《だっこう》、痔瘻《じろう》などさまざまなものがある。

そうした痔の原因は、肛門《こうもん》とその周辺部の血液の流れが悪くなり、鬱血《うっけつ》の状態を起こすことにある。

鬱血を起こしやすい姿勢、たとえば、長い時間イスに座って仕事をしたり、しゃがんだり、冷やしたりすると、痔になりやすい。

長距離ドライバーやデスクワークの人が痔になりやすいのは、あまり動かずに、そのままの姿勢でいることが多いからである。

だから、治療のポイントは、肛門の付近の「気血の流れ」を活発にして、鬱血状態を除くようにしてやることになる。

こうした悩みをかかえている人のために、基本的な「鬱血をなくすマッサージ」を教えよう。

①両足を肩幅よりやや開き気味にして、まっすぐに立つ。
②片方の手の小指と薬指の腹を尻の割れ目に当て、小きざみに震わせるようにして上下に激しく手を動かし、一分間くらいこする。
③もう一方の手で同じ動作をする。
（次ページのイラスト参照）


左右の手で、一分ずつ五回、一日に二、三回ほどする。

これは、とくに排便のあとにやるといい。軽い痔なら、薬を使わなくても治ってしまうだろう。

肛《こう》門《もん》付近の鬱《うっ》血《けつ》をなくすマッサージ

❶

両足を肩幅よりやや
開き、まっすぐに立つ。

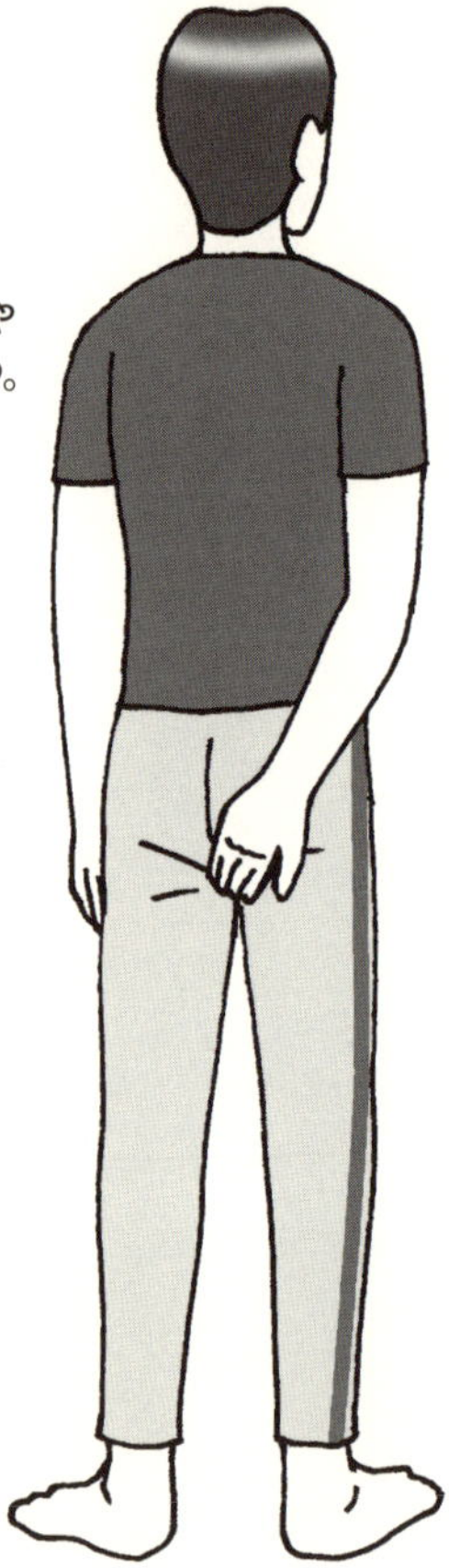

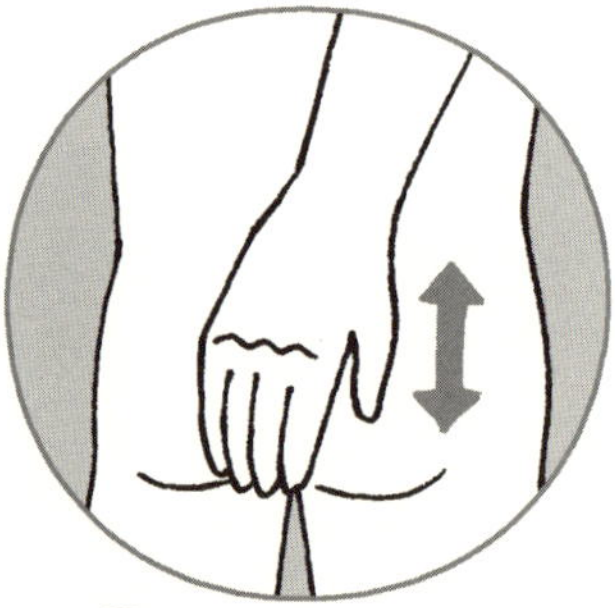

❷

片方の手の小指と薬指
の腹を尻の割れ目に当
て、小きざみに震わせる。

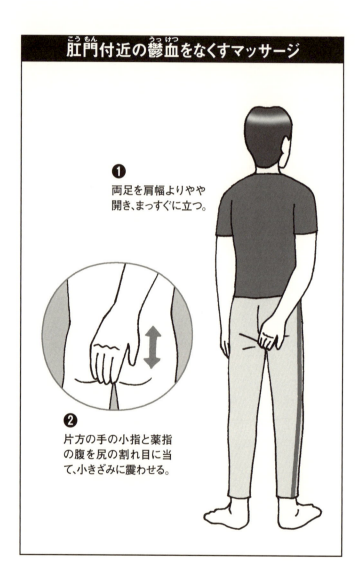

第三章 生活の中での健康術

仕事の姿勢が体をゆがませている

オフィスでも、筋肉を使うことは極端に少なくなった。それだけに一日じゅう机に向かっていると、かえって疲れが増すという人は多いだろう。これは単に姿勢のよし悪《あ》しという問題ではないのだ。心理学的には、単調な作業を三〇分以上しているとミスが増え、いらいらしてくる、あくびを連発したり、眠気《ねむけ》が起きたりするという結果が出ている。単調な作業は三〇分が限度とされている。

長時間座り続けてやる仕事というのは、精神的ストレスが生まれやすい側面もあるが、精神的なストレスばかりではない。同じ姿勢を続けることは、体にもよくない。だからイスに座っている場合も、また、畳《たたみ》に座っての仕事でも、できるだけ同じ姿勢を長時間続けないようにすべきだ。正座で足がしびれることはよくあるが、無理な姿勢を長く続けるのは、体にとっては足のしびれと同じように考えたほうがいい。

ある企業の経理部に勤めるMさんという人がいる。大学在学中に簿記の資格を取り、就職後すぐに税理士の資格を取ったという勤勉な努力家だ。税や会計に興味を持つ人は、辛抱《しんぼう》強く、小さなことをコツコツと積み上げていく性格の人が多い。Mさんが会社の経理部に入ったのも、そんな性格だったからだろう。

経理部という仕事上、毎日毎日、机の上で帳簿と伝票とのにらめっこが続く。ふだんは休憩《きゅうけい》をとって体を動かす機会もあるが、年二回の決算の前になると、目も回るほどの忙しさになる。朝、会社に行って机の前に座ったが最後、昼食はソバ屋の出前、夜も中華の出前ですませ、席を立つ時間もない。座りっぱなしで帳簿とにらめっことという同じ姿勢を続けなければならないのだ。

決算も終わり、「体のあちこちがギクシャクする」といって私のもとを訪れたときには、すでに背骨がゆがんでいて、背中の筋肉がコチコチにかたまっていた。頭痛、肩こり、腰のだるさといった自覚症状も訴えていたが、風呂にゆっくり入っても翌日にはまた同じ状態に戻ってしまうというのだ。

そこで、効果のある方法を教えてあげたところ、肩こりや腰のだるさの症状はすぐになくなり、次に会ったときには背骨のゆがみも治っていた。さらに時間を見つけては体操をしていたところ、半年後の決算期にはつらい症状も起きず、小さなミスもなくなり、仕事が早く片づいたという。

理想的な座業の姿勢は、おなかに軽く力を入れ、背筋はゆったり伸ばす。あごを引いて、足は少し開いて膝《ひざ》をそろえるようにする。このとき足を組むと、らくだが、できれば交互に足を組むようにする。というのは、同じ姿勢を続ければ背骨が曲がって、体によくないからだ。いつも同じように足を組んで背骨が曲がった状態が続くと、背骨のゆがみが固定化し、腰痛《ようつう》や胃、呼吸器などの病気を引き起こすようになる。こうした悪影響を防ぐためにも、背骨を伸ばす体操で、スッキリと座り疲れを取るといい。

①一方の腕を上方から、ほかの腕を下方から大きく背中に回し、背中の中央で両手をつかみ合う。

②そのままの姿勢で三〇数え、もとに戻す。

③腕を入れかえて、同じ運動を行う。

ときには席を立って自分でお茶をいれに行ったり、廊下や屋上で腰を伸ばすようにする。同じ姿勢を長く続けないように心がける。

背骨を伸ばす体操

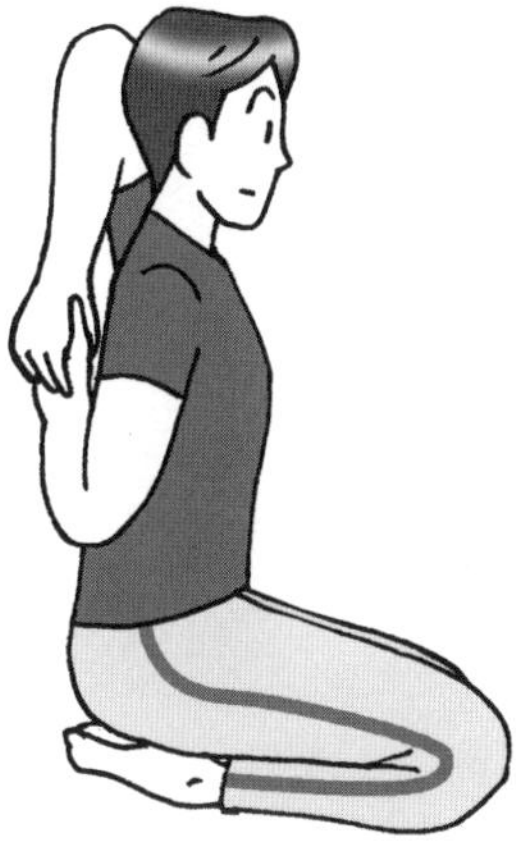

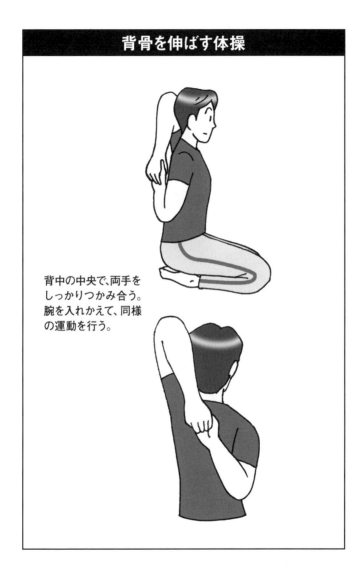

背中の中央で、両手を
しっかりつかみ合う。
腕を入れかえて、同様
の運動を行う。

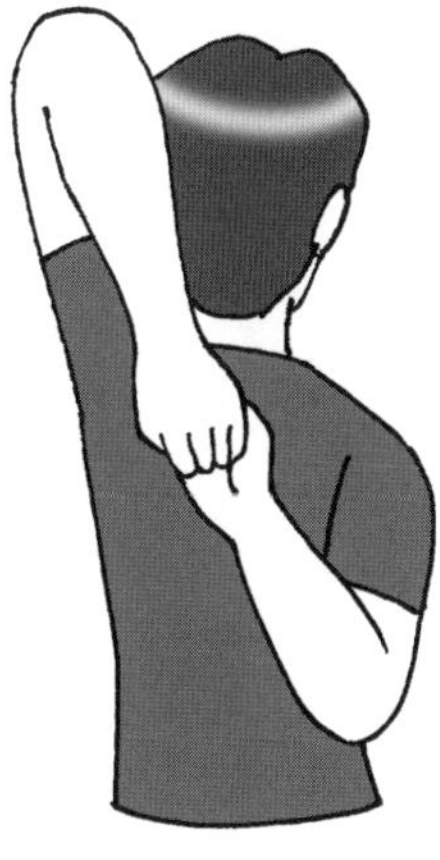

パソコンのために、体が疲れる

パソコンのキーボードを操作する人には、頸肩腕《けいけんわん》症候群が増えている。そのような仕事をしている人は、長時間座りっぱなしでキーをたたくため、体の一部分、すなわち首筋や肩、腕などの筋肉がつねに緊張状態になり、その結果がさまざまな不快症状となってあらわれてくるのである。

ゲームソフトメーカーでゲームをつくっているS君は、大学を卒業したての二三歳だった。中学生のころからゲームやコンピュータが好きで、大学も工学系の学校に進み、念願かなってゲームメーカーに就職したのだった。

S君はゲームのことになると寝食《しんしょく》を忘れて熱中してしまうという。遊びでゲームをするときはもちろん、仕事でゲームのプログラミングをしているときも、キーボードをたたきながら、どんどん姿勢が前のめりになっていくのだ。熱中しているときはわからないものだが、その日の仕事が終わってホッとすると、とたんに頭痛と首筋のだるさ、かすみ目などの不快症状に襲われていることに気がつくようになった。

頭痛薬を飲んだり目薬をさしたりしても、まったく効き目がない。それどころか、かえって頭痛薬で眠くなり、さらに薬で胃が荒れて食欲がなくなった。病院に行っても、「ちょっと根《こん》の詰めすぎですね」と言われ、同じような頭痛薬を出されただけだったという。

このように、頸肩腕症候群のおもな症状には肩こり、手や首筋のだるさ、首から後頭部にかけての痛みなどがある。予防には、同じ姿勢での長時間の仕事に気をつける以外にはない。疲れを感じる前に席を立ち、首や肩をまわしたり、腕を大きく振ったりするだけでもいい。そのほか、２０４ページなどで紹介するスワイソウもおすすめである。

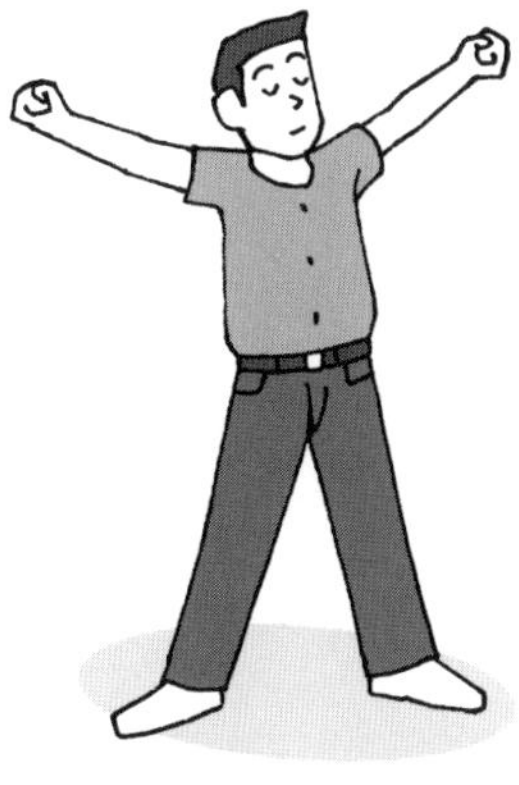

「気の流れ」を活発にする足たたき

人間は二足歩行をするために、ほかの哺乳類《ほにゅうるい》とくらべ、両足への負担が大きい。

一日じゅう立ち仕事をしたり歩きまわったりすると、足がほてったり、だるかったりする。

とくにコンクリートジャングルと言われるオフィスに長時間いると、誰もが疲れを感じるだろう。

そこで、足のほてりや、だるさ、疲れをとるには、何よりも足たたきの方法をすすめたい。

疲労がたまってくるということは、すなわち邪気《じゃき》が体に滞《とどこお》るということだ。足たたきで「気の流れ」を活発にすれば、これらをすっかり解消できるばかりか、全身のだるささえも吹き飛ばせる。

①足を伸ばして座り、両手を軽く握る。
②握った手で尻から太もも、膝の関節、足首にかけて軽くトントンとたたいてやる。こうすると、上半身は自然に前方に倒れていく。

このとき注意するのは、たたくコースを逆にしないということ。尻から足の側面をたたくと、汚れた気が足の裏から出ていってくれる。その反対に、足から尻に向かってたたいていくと、その効果がなくなってしまう。

大会社に勤めるFさんは、大きな支店の支店長秘書をしている。いつもスーツをバリッと着こなし、どこから見ても仕事のできるキャリアウーマンというタイプだ。しかし、外見はよくても、体のほうはかなり疲れた状態がずっと続いていた。

秘書というと優雅な仕事と思うかもしれないが、実は肉体的にも精神的にも厳しいものがある。

支店長クラスともなると、会社内外の会合に出たり、企業のトップともしばしば会合を持ったりする。そのセッティングについて先方と打ち合わせをするのは、秘書の仕事なのである。

足たたきの方法

足をたたくときのコースは、尻から
足の側面に向かってたたくこと。
反対に、足から尻に向けて行うと、
効果がなくなるので、注意。

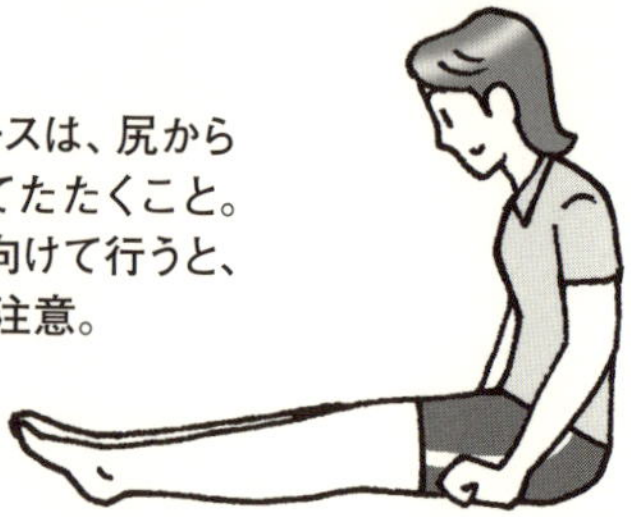

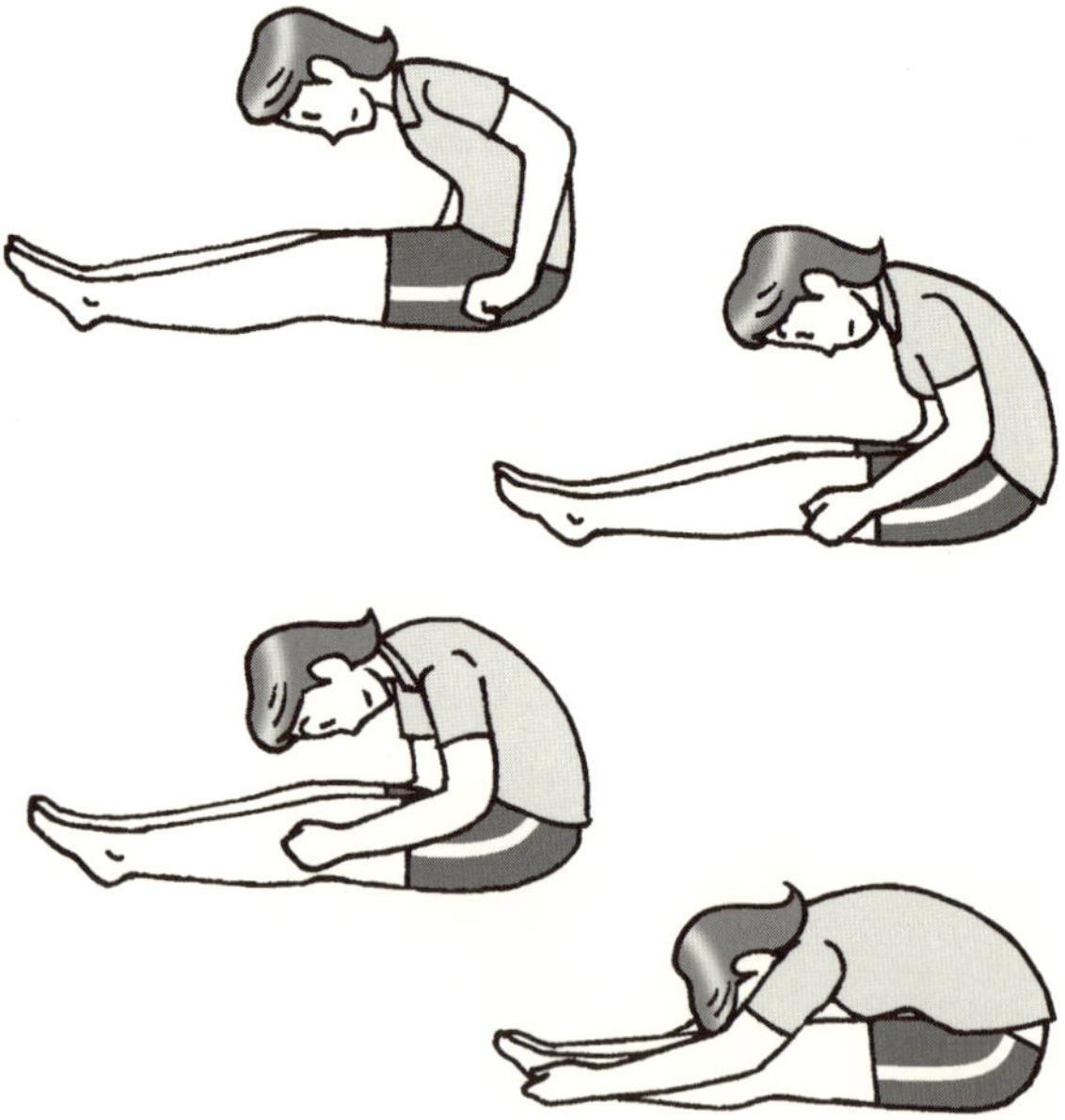

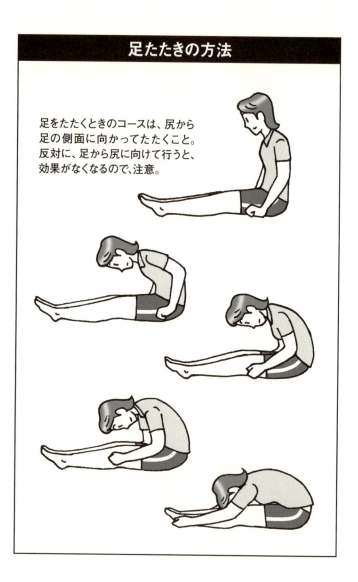

また、社内の連絡事項や書類の作成と机上の仕事から歩き仕事と、めまぐるしい忙しさだ。

その激務にFさんも近ごろはかなり疲労がたまり、つねに体がだるい状態で週末に休んでも一週間の疲れがまったく取れないという。

また週の後半に疲れがピークになると、顔がほてり、頭がボーッとして、名前を呼ばれても気がつかないこともあるらしい。

相談に来たときも顔が赤く上気したようになっていたので、足たたきを教えて「気の流れ」をスムーズにすることをすすめた。すると一週間ほどで見違えるように元気になった。人間の体の中でも、膝の関節は気や血液が滞りがちになる部分なので、とくに念入りにたたいてほしい。

足には体のすべての器官に通じるツボと経絡《けいらく》がある。だから、足をもむと、足の「気《き》血《けつ》」の流れをうながすだけでなく、全身の器官の疲れて老化した部分まで若返らせることができるのである。

歩かないと、体が弱くなる

体のゆがみが原因で腰を痛めた人に共通して言えるのは、腰をかばうあまりに、動くことを嫌うようになることだろう。

重いものを持ったり、重いものを引っ張ったりするのはやめたほうがいいが、ふだんの運動まで嫌うのは、かえって体を老化させてしまう。

運動の中で、いちばん簡単にできるものは何かと言えば、やはり、歩くことが挙げられる。

人間は歩かなくなると、極端に体が弱くなるが、これは一般に、「人間にとって最高の健康法は歩くことにある」という格言の最高の証明となっている。

もともと、腰痛《ようつう》を起こしている人の八〇パーセント以上は、いわゆる運動不足のケースと言えるから、腰痛を理由に運動から遠ざかると、ますます体はギクシャクとしてくる。

Y君は身長一九〇センチもある大男で、学生時代にバスケットボールをやっていた。卒業のときはいくつもの企業から、「うちに入って、バスケットをやってくれ」と誘われていた。

しかし彼はその誘いをことわり、自力で就職試験をパスして商社に入社した。実はバスケットで腰を痛めていたのである。

就職後はバスケットから遠ざかり、仕事の毎日で、運動をさっぱりしなくなってしまった。

すると、痛めていた腰が悪化してしまったのである。運動をしていたころは筋力が強かったのでどうにかカバーできていたが、運動をやめてから筋力が衰え、腰の痛みがひどくなったからである。

腰が痛むとますます運動をしなくなり、オフィスの二階に上がるのもエレベーターを使うようになった。

その後もどんどん痛みが増していき、ついに病院通いをしなくてはならなくなってしまった。

本人は、「運動不足が腰の悪化の原因だ」ということはわかっているのだが、痛みがあって運動をする気力が出ない。

そこで、まずは歩くことから始めるようにアドバイスした。

出勤、帰宅のときに駅まで歩くことや、営業のときに時間があれば地下鉄の一駅ぐらいは歩けと言った。

さすがにアドバイスをきちんと守って歩き続け、近ごろは階段の上り下りもとてもらくになったという。

「廃用性《はいようせい》萎縮《いしゅく》（65ページ参照）」という言葉がある。使わないでいるとだんだん衰えるという意味だ。

買い物、散歩、通勤など、一〇分でも二〇分でも、歩くチャンスがあれば歩くようにするのも、腰にとって大切である。

歩くことは、外界からの刺激を受けることになるので、頭脳の活動にもいい。ただし、それぞれの体に応じて無理をしないで歩くことが大切である。

体によい歩き方、悪い歩き方

「行くに身動かざれば、財を積みて万あり」という言葉がある。

つまり、丹田《たんでん》に力を込めて、腰骨をいつも伸ばして歩く習慣をつけ、腰に力が入ってくると、身は重く、足は軽くなる。そして、人相もよくなり、財運がついてくるということだ。

歩き方にはクセがあり、そのクセでその人の心の状態や運が占えるからおもしろいものである。

「雀行《じゃっこう》」と言って雀《すずめ》が歩くように、歩行とともに体までヒョイヒョイはねるように動かす人は、決断力がなく、才あっても智足らず、生涯貧困で親の財産も失ってしまう。これは何をしても失敗の多い、よくない歩き方だ。

また、「蛇行《じゃこう》」といって、蛇《へび》が動いているように、体に力がなく、体を左右に曲げて歩く人がいる。

このタイプは、表面がどんなにいい人に見えても、心の中ではよくないことを考えているという油断のできない面があり、親から受け継いだ仕事を変えたりしても、一時はうまくいくように思えるが、必ず失敗に終わるという。

ほかにも、歩き方のクセはいろいろある。

足を引きずるように、つねにくたびれたような歩き方をするのは、子孫断絶の相があると言われ、頭をかしげ、体を振るようにして歩くのは、病弱ぎみであり、なんとなく騒々しい人に多いものだ。

さらに「独行《どっこう》」といって速く歩き、前後左右に気を配るのは、人を陥《おとしい》れ、盗心があるという。

そして「篤行《とっこう》」といってアヒルのようにヨタヨタ体を振って歩くのは、男女にかかわらず、孤独になるとされている。

これとは反対に、虎が歩くような歩き方をするのは、「虎行《ここう》」と呼ばれ、いちばんいい歩き方だ。

体がどっしり重く、足は軽く、ゆっくり運んでいく歩き方で、かかとにはバランスよく力が入っている。

かかとに力が入っているため、体は前かがみにならないし、後ろにもそらず、丹田に気が入り、気持ちにゆとりがある。運勢のいい人は、こういう歩き方を無意識にやっているのだ。

運勢のいい人は、身を重々しく、足どり軽く静かに歩くが、運のない人は足どりは重く、上体がうわついて歩いている。

私は健康の相談だけでなく、人生相談もされることがよくある。

あるとき、W氏という四〇代の男性がやってきて「何もやる気が起きない」と相談された。

話をよく聞くと、半年前から奥さんと別居していて、ついに別れ話が持ち上がったという。仕事一筋でやってきて、家族はいつまでもついてくると思っていたW氏だけに、かなりのショックを受けていて、それで何もする気が起きなくなってしまったのだった。

体格はガッチリしているのだが、座って話をしていると、ショボショボして小さく見えてしまう。立たせて歩かせてみると、ヨタヨタ歩いて、さらに体が小さく見えてしまう。

奥さんは「この人は人間的に小さいのではないか」と思ってしまったのだろう。そう思われても仕方がないほど、このときのW氏は小さく見えた。

そこで「虎行」の歩き方を教えた。丹田に力を入れて腰骨を伸ばして歩くようにアドバイスしたのだ。

するとしばらくしてやってきて、「もとのさやにおさまりました」という。あれから歩き方を注意していたところ、奥さんが家に戻ってきたのだ。実際、W氏に私の前で歩いてもらうと、以前とは別人のようにどっしりとしていて、そのわりには軽快に歩き、顔にも自信が満ちあふれていた。

このようにちょっと気をつけるだけで、いい歩き方はマスターできるもの。不運の人でありたくなければ、ふだんからつとめて虎のようにつねにゆうゆうと歩くようにしてほしい。

そしてまた、このような歩き方は、体のためにもぜひすすめたいものだ。

サイズの合わないイスに注意

体のどこかに異常がある人を調べてみると、
●姿勢の悪い人
●一日じゅう机で仕事をする、または一日じゅう立ちっぱなしの仕事の人
●車によく乗る人
●ハイヒールをよくはく人
などの特徴が浮かび上がってくる。

これらはみな、姿勢に重要な関係があることは、言うまでもない。姿勢が悪ければ、体の異常はなかなかよくならない。また、再発させないためにも、姿勢をよくすることは大切すぎるほど大切なのだ。

とくに気をつけてほしいのが、イスに座るときである。

Hさんは、アメリカで結婚した娘に子どもが産まれ、「とうとうおばあちゃんになっ

てしまった」と半分悲しそうに、半分うれしそうに言っていた。そのHさんが孫の世話をしにアメリカに三か月滞在しに行くという。

三か月たって帰ってきたHさんは、「とにかく疲れた」と、げっそりして私のもとにやってきた。よほど疲れているのか、目に生気《せいき》がなくなっている。

五〇代の人が海外旅行に行くと、言葉も通じないことが多く、さらに食べ物が合わなかったり水が合わなかったりと、四、五日の旅行でもまいってしまうことがよくある。Hさんの場合は、なれない海外に三か月も滞在したうえに、孫や娘夫婦の世話、アメリカ人の先方の両親とのコミュニケーションなど、ふつうの旅行の何倍、何十倍も疲れたのは当然だろう。しかも、体を休めようとイスやソファに座っても、アメリカサイズで大きすぎて姿勢が悪くなり、かえって筋肉を不自然に使ってしまう。

帰ってきていちばんつらいのは、腰に痛みが出るようになってきたことだという。

欧米人のサイズのようなソファやイスが、私たちの家の中にもたいへん多くなっているが、深いイスに足の短い日本人が座ると、背もたれによりかかったとき、寝そべるようになって、背中が曲がってしまう。イスは、低すぎず、高すぎず、背中を伸ばして座った状態で、足の裏がピッタリ、床《ゆか》につくのが理想なのだ。

座ったときに、足の関節、膝の関節、股関節《こかんせつ》のすべてが直角になるようにすれば、体にもいいわけだ。

背もたれは、軽く触れているかどうかくらいの感じで座る。イスの背は、背骨が伸ばせるような木製のものがいいだろう。逆にふかふかしたイスでは、かえって体を痛めてしまう。

それから大切なのは、座っているあいだに、何度も足を組み変えるようにすること。これは、腰のためには大変重要なことだ。

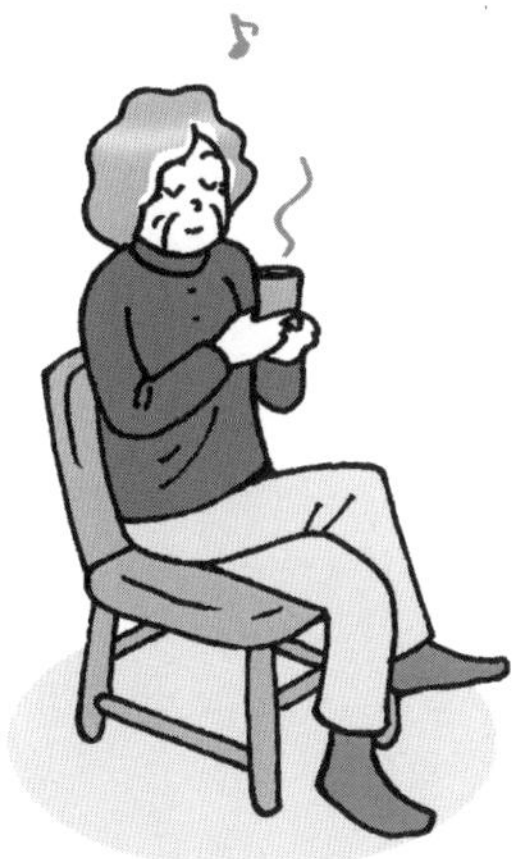

長時間の運転のときはどうすればいいか？

車での生活が日常的な方も多いと思うが、タクシーやバスの運転手には、「腰痛持ち」がたくさんいる。

腰をおろしたままの仕事だから、どうしてもこうした職業病を持つのも仕方のないことだろう。

こうした車の運転を職業にしている人ばかりではなく、一般にも、長い時間運転をすることが増えている。

N氏は夏休みの期間を利用して、故郷の秋田に家族といっしょに里帰りをすることにした。

新幹線もあるが、家族四人分の運賃と荷物の多さを考えて車で行くことにした。さらに、ただ里帰りするのはおもしろくないという子どもたちの意見で、キャンプもすることになった。

家を出発したはいいものの、途中で高速道路の渋滞《じゅうたい》にはまってしまい、結局、秋田まで一二時間もかかってしまった。

そのあいだ、ずっとN氏がハンドルを握っており、少しでも早く着こうと、あまり休憩《きゅうけい》をとらなかった。

ようやくN氏の実家に到着した。

そして、ホッとするまもなく車から荷物を降ろしていたところ、グキッという痛みが腰に走り、ギックリ腰になってしまった。

この里帰りのあいだ、N氏はずっと横になってウンウンうなっていたのは言うまでもない。

かわいそうなのはキャンプを楽しみにしていた子どもたちだ。おじいちゃんが山や川に連れていってくれたから、まだよかった。

しかし、休みが終わり、奥さんの運転で自宅に帰ってくると、N氏は家族からブーブー文句を言われてしまった。

渋滞にはまり、早く抜け出そうと休憩もとらず、ひたすら同じ姿勢でハンドルを握り続けていたことに、ギックリ腰の原因がある。

長時間の運転のときの注意としては、背を倒さずに運転することが挙げられる。運転をする人は、

「背を倒して膝を伸ばして運転するのがいちばんらくだ」

と考えがちだが、これは違う。

この姿勢では、背骨に負担がかかり、長時間ハンドルを握っていると、だんだんに腰や背中に痛みが生まれ、つらくなってくる。

できれば背もたれにはあまり深くよりかからず、膝の関節も直角になるような曲げ方にするといい。

高速道路を利用したドライブのときでも、一時間くらいで休憩をとり、車の外に出て腰を伸ばす。

腰に弱点のある人が、長時間運転を続け、急に腰を伸ばそうとすると、激しい痛みが出やすいので、十分に気をつける必要がある。

同じ姿勢を続けると、体をゆがめる

よく、腹ばいの姿勢で読書をするのは、猫背を治すのにいいと言われているが、腰痛の人の生活を見ると、この「腹ばい読書家」がけっこういる。これは腰椎《ようつい》に無理をかけるポーズで感心できない。

休みの日に腹ばいで、テレビを見たり、新聞を読んだりする粗大ゴミ亭主は、腰痛になりやすいのだ。

奥さんが掃除でもしているときは、散歩にでも出て、背筋を伸ばしてみるのも大切である。

どんな姿勢にしても、同じ姿勢を続けるのは体をゆがめるので要注意だ。

立ったままとか、座ったまま、あぐらをかいたままなど、長い時間、一定の体位を続けているのはいちばんよくない。

K子ちゃんは子どものころから美容師に憧《あこが》れていた。高校を卒業すると美容師の学校に通い、念願かなって美容院にインターンとして就職することができた。

インターンというのは言わば見習いで、最初は美容院の床の掃除《そうじ》を何か月もしなくてはならない。店が終わってからもすぐに帰れるわけではなく、先輩美容師が先生になって、夜遅くまで勉強しなければならないのである。

掃除係を卒業すると、ようやくお客さんを相手にできる。しかし髪の毛をカットしたりパーマをかけたりできるわけではなく、頭を洗うことから始めるのだ。これも何か月も同じことを繰り返す。

お客さんは背が倒れるイスに座り、あお向けになって頭を洗ってもらうから、立って頭を洗うK子ちゃんからすると、かなり低い位置になる。腰を曲げ、髪の毛を洗ったり、お湯ですすいだりしなくてはならないのだ。さらに頭を片手で支えるために、腕や肩、腰に大きな負担がかかる。

この仕事を続けるうちに、K子ちゃんは腰痛持ちになってしまった。腰痛は美容師の職業病と言えるだろう。

美容師、理容師、接客業など、みな知らず知らず、体にかなりの負担をかけている。主婦の場合、台所の流しや調理台で立ち仕事をしたり、料理をしたりする時間が、かなりのものになる。

このとき、調理台や流し台が高すぎたり、低すぎたりすると、意外なほど体に負担がかかるようになるものだ。

一定の姿勢を長時間続けたあとは、必ずそのポーズとは反対のポーズになるような運動をする。背中を丸くしていた人は、一時間たったら背筋《せすじ》を伸ばすような運動をしたり、腰をかけていた人は、立って体を前後に軽く曲げたりするといい。

正座《せいざ》を続けていたら、あぐらに変え、あぐらだったら正座に変えるなど、気がついたらすぐに変えるようにする。

とにかく一時間ごとに、腰や膝《ひざ》を曲げ伸ばしたり、首を回したりするなど、いろいろと動かすのだ。

通勤のときなどの電車やバスでは、座りどおしになったり、立ちどおしになったりしがちだが、そんなときは、吊《つ》り革《かわ》を握る手を変えたり、背中をそらせたり、肩の上げ下げをしたり、長い時間、同じ姿勢が続かないように心がける。

幼児の寝相《ねぞう》をまねよう

あお向けになって、まっすぐに背筋を伸ばして寝るというのは、見た目にはなかなか姿のいいものだ。

しかし、この姿勢は体にかなり負担がかかる。とくに膝を伸ばした状態では、骨盤が傾斜してしまい、腰のそり返りが大きく強くなりがち。

Sさんが「最近、よく眠れないし、朝になると、体のあちこちが痛むようになった」と相談にやってきた。

六〇歳を超えたSさんは、年齢的にいろいろな不具合が起きる時期にさしかかってはいるが、急に「眠れない」などと言ってきたからには、何か生活に大きな変化があるだろうと聞いてみた。

すると、還暦《かんれき》のお祝いに息子夫婦が、布団《ふとん》の上げ下ろしをしなくてもすむベッドを買ってくれたのだという。

それまでのSさんは畳の上に布団を敷き、奥さんととなり合わせで寝ていた。毎日の布団の上げ下ろしはあったが、とくに不便は感じていなかった。

しかし、ベッドにしてみると、なるほど布団を片づけなくていい分、らくだと喜んでいた。

だが、ベッドに寝るようになって一か月。夜はなかなか眠れないし、朝になって体が痛むようになったのだ。

ベッドは、かたいほうが体にいいと言われている。

Sさんのベッドもかためだが、かたいベッドにかぎって横向きに寝るのはむずかしい。体が布団のようにちっとも沈まないので、いつのまにか、あお向けになってしまうのだ。

この寝方の変化がSさんの体の不調につながったことは確かである。

「もっとも体によい寝相《ねぞう》は何か」と言えば、背中を丸め、横向きで、膝を曲げるスタイルだろう。

行儀の悪い姿勢と思われがちだが、導引術《どういんじゅつ》では最高の寝方なのである。

寝方にも自然な姿とそうでないものがある。そこで頭に浮かべてほしいのが、幼児の寝ている姿だ。

多くの幼児はこの横向きのスタイルで寝ているが、それは体に無理がかからず、らくな姿勢だからである。

人間は寝ているあいだに、実にさまざまに寝相を変えている。むしろ同じ姿勢で寝続けるほうが不自然で不健康と言える。

二、三歳の幼児は、眠っているあいだにほんとうによく体を動かしている。これは、まったく無意識のうちに導引術をやっているようなもの。体をいろいろと動かしているのも、つねに体にとっての自然を求めているからと言える。幼児が不眠症に悩まないのも、実はそのためと言えるのだ。

私の話には、よく赤ちゃんや幼児が登場する。赤ちゃんや幼児の邪気《じゃき》のなさが、言ってみれば気の特徴に通じるからだ。ここに挙げた寝方など、典型的と言ってもいいだろう。

自然な振る舞いというのは、とりもなおさず、人間の体の道理にかなったという意味なのだ。

赤ちゃんや幼児の寝姿を観察すると、まずびっくりすることは、寝ながらあっちへゴロゴロ、こっちへゴロゴロゴロとよく動くことだろう。

頭と足の位置が逆さになっていることもしばしばで、とにかく手も足も首も、どたんばたんと実によく動かしている。

昼間、戸外で元気よく遊び疲れた幼児ほどそうで、何も知らない親は風邪《かぜ》をひくのを心配して、もとに戻してしまう。

しかし、それはおせっかいというもの。

昼間の遊びであまり使わなかった筋《すじ》や関節を動かしているのであり、幼児は寝ながら自然の健康術をやっているのだ。

自然に体の疲れを取った幼児は、最後には、いったいどんな寝相《ねぞう》をするのだろうか。

①横向きになり、

②頭の下になる腕を体とほぼ直角に近く伸ばし、

③片方の腕はちょっと曲げて、手のひらがちょうど腹にさわるか床につくようにして、

④上になっている足をちょっと曲げる。

この寝姿は横に寝たときの、たいへん自然な型である。そして身に危険がせまったときには、パッと起き上がれるような姿勢でもある。これが昔の武士の寝るときの作法にもなっていたというのは、うなずけるだろう。

私が以前ヨーロッパへ行ったとき、指導を兼ねてヨーロッパ諸国にある柔道場などを視察したことがあった。

もちろん数多くの患者にも接したが、もっとも印象深かったのは脊髄《せきずい》が大きく曲がっている人が実に多かったことだった。

脊髄彎曲《わんきょく》のためにいろいろ病気にかかっていた。その理由を考えてみると、彼らが大きな枕を常用しているのに気がついた。

外国映画などを見ていると、ベッドに備えられた分厚い二人用の枕がよく映し出される。あれは脊髄にとっては、なんの役にもたたない。

なるべく低い枕に切りかえるべきである。枕にも気を配ること、これもまた体をよくするための一つの大切な方法である。

健康的な眠りを得るには？

ここで、理想的な寝方について教えよう。背筋をゆるやかに伸ばし、上になった足を曲げ、下側の足は伸ばす。手は一方を頭にあてがい、もう一方の手は腹部に当てる。頭にあてがった手がしびれる人は、腕を下げて寝るといいだろう。

この「正しい寝方」とともに、さらに短時間の睡眠で足りる方法も紹介しよう。深く眠れるのと同時に、寝つきもよくなる「陳希夷《ちんきい》の龍の睡眠法」と呼ばれるものである。

陳希夷という人は、眠り始めると二か月でも三か月でも眠ったということで、中国では有名で、そのときの寝姿が龍に似ているところから、この名がついたと言われる。

①枕をはずして左脇腹を下にし、両手をこすり合わせて温める。
②その手を重ね、女性は陰部、男性は陰嚢《いんのう》を直接抱くようにして両股《りょうまた》ではさむ。このときに、両膝を曲げるようにする。

理想の寝方

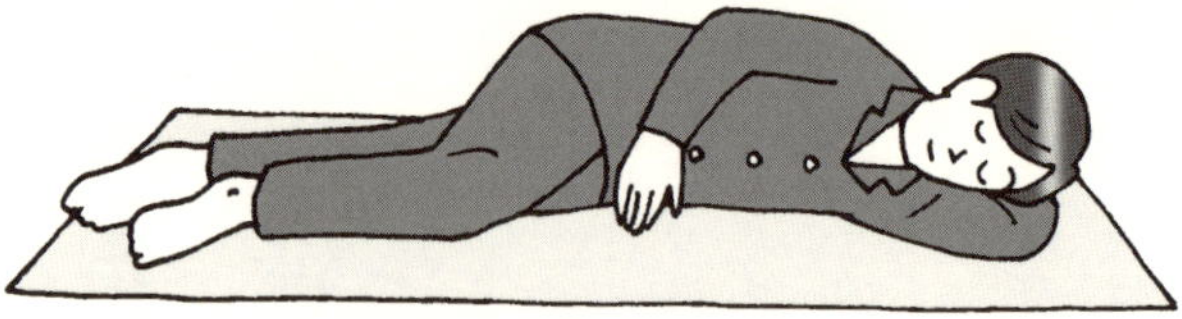

上になった足を曲げる。

●龍の睡眠法●

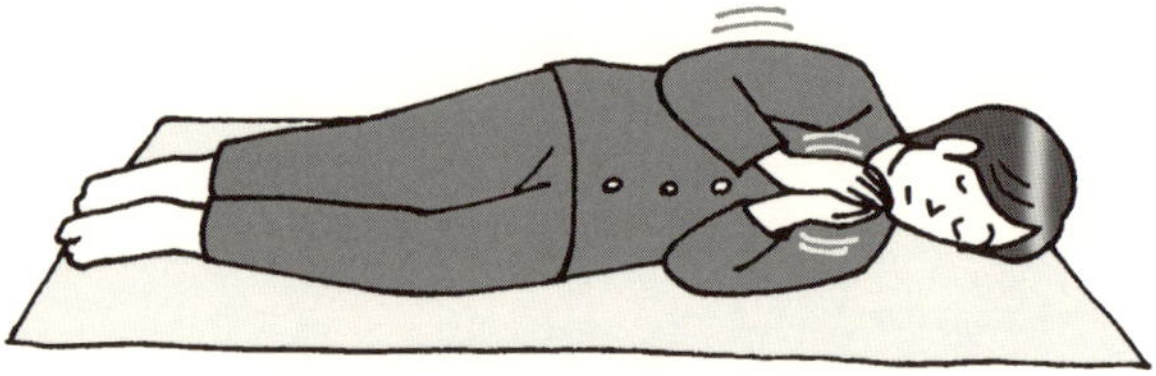

両手を温める。

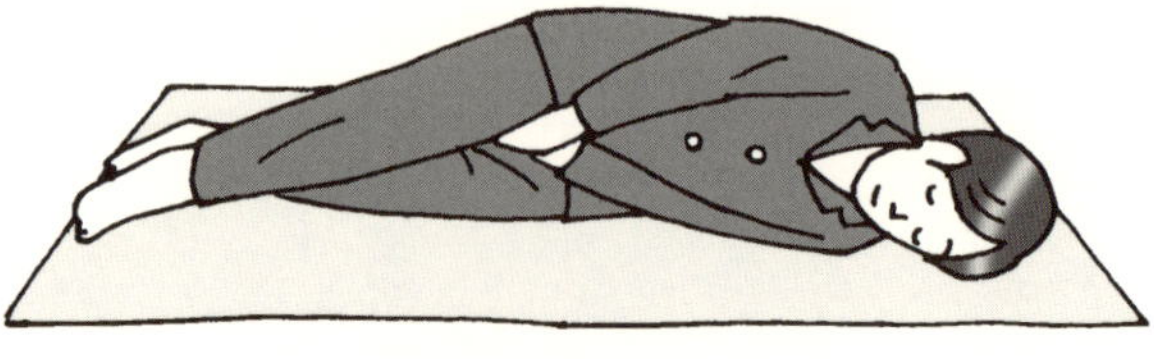

手を重ね、股《また》にはさむ。

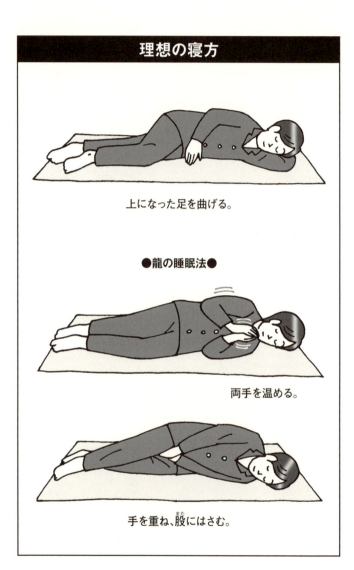

「枕がなければ眠れない」という人は、できるだけ低い枕を使うようにする。また、夜中にときどきトイレに起き、そのためにぐっすり眠れないという人は膀胱《ぼうこう》系の働きが悪くなっているので、膀胱系の働きをよくする摩擦《まさつ》をしてから寝る。

①あお向けに寝て、両手のひらをこすり合わせる。

②手のひらが温かくなったら、膀胱部分（足のつけ根の上部）を何回も摩擦する。このときは、服の上からでなく、肌に直接する。

こうした安眠法をやると、ほんの数分のうちに、眠ることができる。「夢ばかり見て、いつも浅い眠りだ」という人でも、夢を見ることもなくなり、よく眠れるようになる。

夜中にしょっちゅうトイレに行くという人も、回数が減るはずだ。

これを一週間続けると、たとえ起きていたくても、目は自然に閉じてしまう。そのために、目覚めも快適そのものになるというわけだ。

ベッドにしてからよく眠れないし、体が痛むようになったというSさん。「ベッドを

膀胱《ぼうこう》系の働きをよくする摩擦《まさつ》

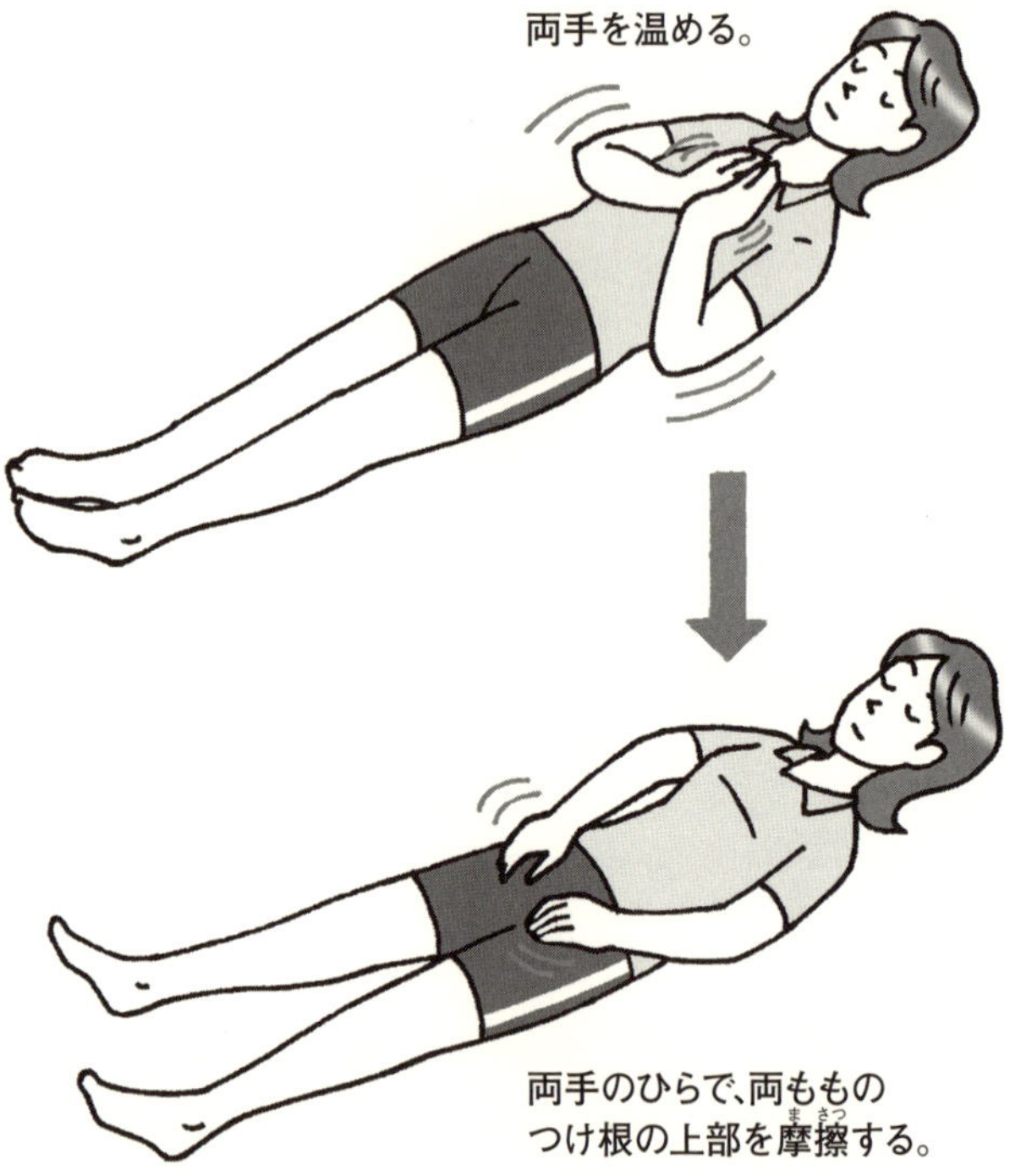

やめて、布団に戻したらどうか」と言ってみたが、「それじゃせっかくベッドを買ってくれた息子たちに悪い」と、困ってしまった。

そこで、陳希夷の龍の睡眠法を教えた。

Ｓさんはその晩から、龍の睡眠法を試してみた。最初は龍の睡眠法のポーズをしても、「それを続けなくてはいけない」と考えてしまい、とても緊張してすぐには眠れなかったという。それに、ベッドがかたすぎて、なかなかうまくいかなかったようだ。

Ｓさんはひと工夫して、ベッドの上に布団を敷いて寝ることにした。そして龍の睡眠法を試したところ、すんなりと眠りに入ることができたという。

夜中もよく眠れるようになり、朝の目覚めもスッキリ。いつのまにか、体の痛みは消えてしまった。

これなら自分の体にもいいし、息子夫婦にも申し訳が立つと、Ｓさんは大喜びしたのである。

目覚めをスッキリさせ、体のだるさを取る

一日を充実したものにするには、まずスッキリした目覚めが必要である。とはいうものの、朝起きるのがつらくて、目覚めに悩む人が増えている。

原因の一つは睡眠不足である。しかし、よく睡眠をとっているのに体がだるいとか、目覚めがスッキリしないのは、疲労がかなり蓄積されているためである。

流通業の仕事をしていたS子さんの場合、帰宅するのが夜遅くになっていた。リストラで人員も少なくなり、自分の仕事も増えるばかりだった。

こうなると、疲労がどんどん増して、眠るだけが楽しみという毎日になった。とにかくギリギリまで寝ていて、朝食もそこそこに家を飛び出していくようになった。なんとも不健康きわまりない悪循環である。

これでは体にいいはずがない。「朝がつらいんです」というS子さんに、私は一つの方法を教えた。彼女はそれを実践し、朝食がおいしく食べられるようになったという。

目覚めをスッキリさせるためには、一日の疲れは、その日のうちにサッサと取ってしまえばいい。だが、忙しい毎日の生活では、簡単にはいかない。そこで、朝、目が覚めてすぐにできる方法を紹介しよう。

やるのは寝床《ねどこ》に入ったままでいい。掛け布団を上にずらして両足首を出し、足指をそらすだけ。寒くないときは、掛け布団は取るほうが効果がある。詳しく説明すると、

①あお向けの状態で、体全体をリラックスさせる。

②男性は右足指、女性は左足指から思いっきり手前にそらせ、逆の足指も同じようにそらせる。

③これを三回ずつやる。このとき、こむら返り（ふくらはぎの筋肉が痙攣《けいれん》を起こすこと）が起きたら、親指を手でそらすか、きつく押さえてやる。

こうすると血管が広がり、「気血の流れ」が促進されて、頭の芯《しん》まで冴《さ》えるようになる。また、最初にやってくる老化と言われる足の衰えを防いでくれる。

気をつけることは男性、女性によって、始める足の順番が違う点だ。

目覚めをスッキリさせる

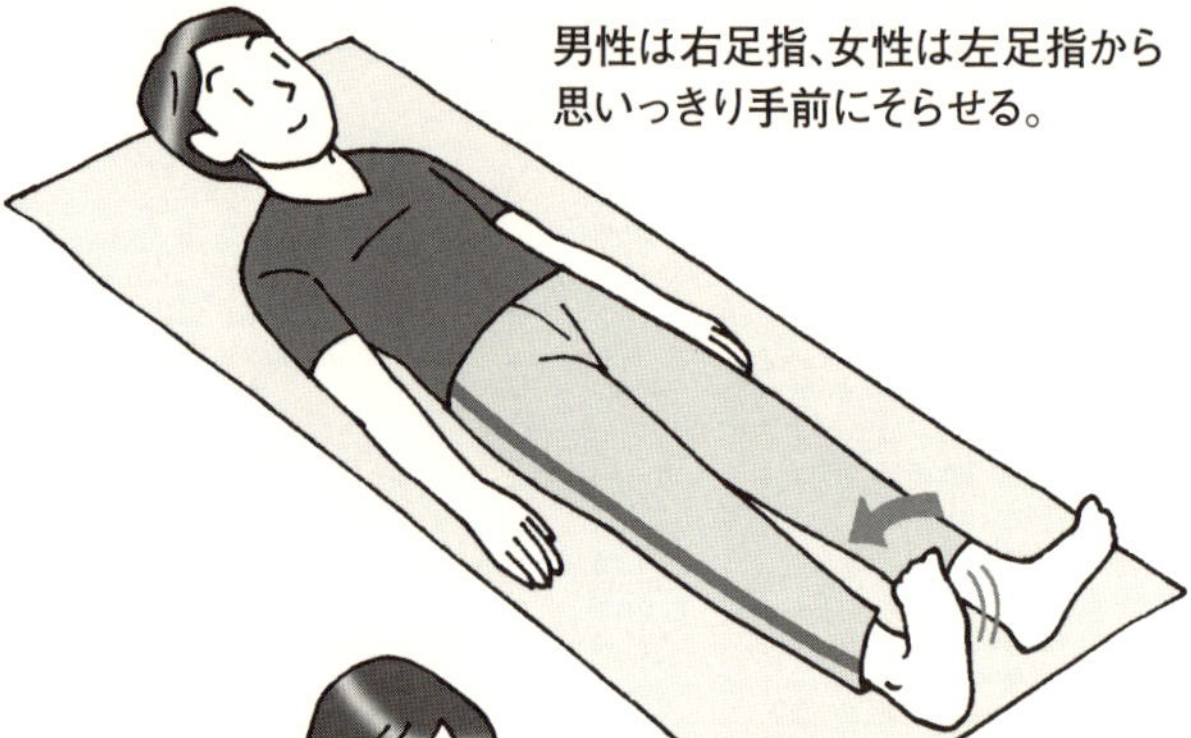

男性は右足指、女性は左足指から
思いっきり手前にそらせる。

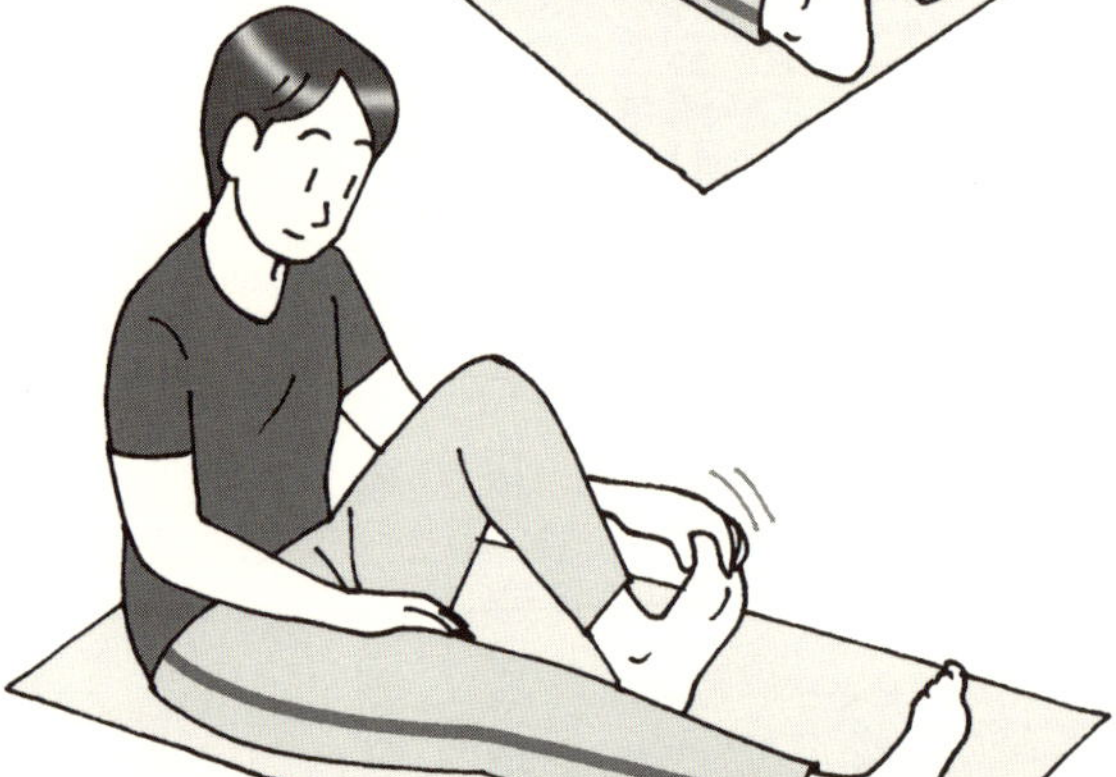

こむら返りが起きたら、
親指を手でそらすか、きつく押さえる。

ぼんやりした頭にカツを入れる

朝起きて頭がボーッとしていることがある。これは、頭に酸素が十分に供給されていないからである。

こうしたことは、睡眠不足でもよく起こる。こんな状態では仕事も思うようにできないだろう。

昔はよく、頭痛のときなどに、こめかみに小さく切ったバンソウ膏《こう》を貼っている人を見かけたものだ。

頭がボーッとする、重い、痛いというのは頭が酸素不足になっていることが多く、こめかみに瘀血《おけつ》がたまっている。

そのため、ここにバンソウ膏を貼るなどの刺激を与えると、少しは頭が軽くなったような気がするのである。

これと同じ理由で、デスクワークを続けて頭が疲れたときなど、こめかみをもんでみたり、首を回したり、たたいたりする人がいる。ほとんど無意識の動作だが、これも瘀血を排泄《はいせつ》するのに大いに役立つ。言わば、自分で自分の体を治すということを実践しているわけだ。

中国の伝統医学では、長いあいだ座りっぱなしだったり、立ちっぱなしだったり、寝たきりなど、同じ姿勢でいることはいけないとしている。というのも、同じ姿勢を長時間続けると、体内に気が停滞し、全身の関節の働きが悪くなる。やがて体の節々《ふしぶし》に瘀血がたまりやすくなってしまうからだ。

そこで、積極的に瘀血を取り除くことが必要になってくる。

ここでは、パソコンに長時間向かっているなど、デスクワークの疲れを取る方法を教えよう。

それは、両方のこめかみを、手のひらで三〇回くらい、リズミカルにトントンとたたいてみることである。

自分で気持ちがいいと感じるくらいの強さでやるといい。ぼんやりしている頭に刺激を与えて、充実した一日を送る最高の方法だ。

疲れた頭に刺激を与える

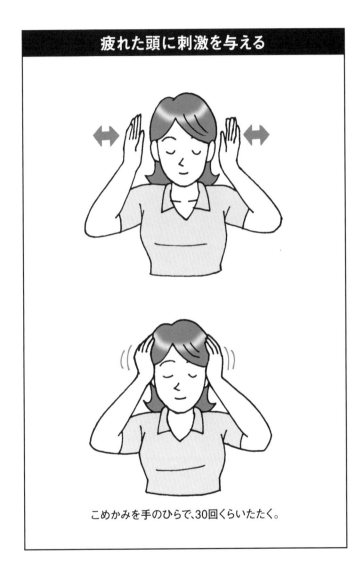

こめかみを手のひらで、30回くらいたたく。

冷え症の人のために

冬になると手足が冷えて眠れないとか、真夏なのに厚手の下着が手放せないという人がいる。

これらはいわゆる冷え症で、圧倒的に女性に多いようだ。

男性よりも女性のほうが皮下脂肪が多いのに、なぜ冷え症になりやすいのか不思議に思えるが、皮下脂肪は決して断熱材にはならないし、皮下脂肪の有無と冷え症はあまり関係がない。

冷え症の原因はホルモン関係や運動不足などと言われており、自律神経の異常も指摘されている。

冷え症の人はだいたい夏に冷たいものをとりすぎる傾向がある。そのため、秋から冬にかけて体が冷え込んできて、冬のあいだ、冷えが抜けなくなるのである。秋が来て寒くなってから、いくら厚着をしたり、部屋の温度を上げたりしても、体の内部が冷えているのだからどうにもならないというわけである。

また、夏のオフィスの冷房は、出たり入ったりする人にはうれしいが、デスクワークで部屋に閉じ込められる人たちには大敵。体を悪くする人も多いのである。よく、「夏のあいだだけ、会社を休職できないかしら」という女性がいるが、その理由は冷房なのだ。

体を冷やしすぎると、夜眠れなかったりして、体調を崩《くず》しやすい。腰痛や肩こり、手足のしびれ、むくみも起きる。また、生理不順など女性特有の悩みにつながってしまうことも少なくない。

冷房は、噴出口から冷気が出ている。オフィスでは座席の位置によって、冷気が肩や首を直撃する。

これは、通勤電車の中でも同じだ。それでなくても、夏は襟《えり》の大きく開いた服などを着るために、冷たい空気が肌に当たる。

そんなとき、首にスカーフを巻いたり肩にはおったりすれば、かなり冷気を防げる。絹や綿などの自然素材のもので、体をいたわってあげよう。

また、寒い季節に外出するときは、必ずマフラーで首をガードするといい。

どのように食べるか

食べることでまず大事なのは、一日二四時間のうち、食事を一二時間以内にとるようにすることだ。

あとの一二時間は、胃を休めるのと睡眠をとる時間なのである。

たとえば朝食を八時にとる人は、夜の食事を八時までに終えることである。若い人は三食でも四食でも、また間食《かんしょく》をしてもいい。

しかし一日二四時間のうち、一二時間で食事を終わり、八時から翌朝八時までの一二時間は胃腸を休めるようにするのだ。

つまり、生命の源《みなもと》をつくるための消化作用には、十分な時間を与えてやらなければいけない。

道家の医学からすると、食事をすることは脾臓《ひぞう》に極度の疲労を与える。食事がすんですぐに立ち上がったり寝ころんだりするのは、脾臓を酷使することになるので、やめたほうがいい。

たいへんなグルメ時代だが、だいたい人間は食べすぎ、飲みすぎである。現代人は栄養は十分に摂取《せっしゅ》しており、体をそこねるのは、過食によることが多い。過食には十分に注意してほしい。

さて、何を食べるかだが、季節の食材は安くて、うまくて栄養がある。それを考えて献立《こんだて》を立てればいい。

イワシやサンマの安い時期には、海流はイワシやサンマに適しているから、漁獲量も多く、魚の体も充実していて、うまい。

トマトや大根が大量に出回るときは、ちょうど発育するような天候に適しているから大量に収穫され、また安いのである。

しょせん、現代の人間の食事は「鯛《たい》を食うか、イワシを食うか」という食卓の違いである。

何も無理をして高い金を出し、よくないものを食う必要はない。

それが生活の知恵だ。

また、生活習慣病にかかっている人たちの食事を見ると、通常の人ではとても食べられないほどの、塩、しょうゆ、カラシなど、とくに香辛料をふんだんに使用していることが多い。

こうしたもののとりすぎにも気をつけよう。

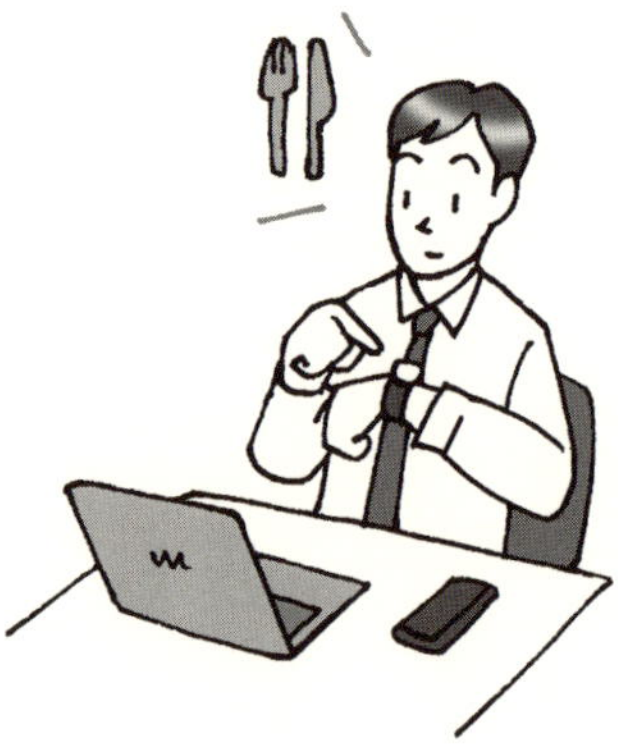

食べることより、出すことが大切

最近の私たちの食卓には、世界各国から輸入されたいろいろな食べ物が並んでいる。しかも、やたらに添加物を加えて、人工的につくられた食品さえも食べざるをえないのである。

もちろん、この中には、食べれば邪気となって体に残るようなものも含まれているわけだが、だからこそ、「なにを食べるか」より「いかにして食べ物を排泄《はいせつ》するか」ということが重要になってくる。

肥満については、よく便秘との関係が問題にされるが、実際に便秘の人がたくさんいるようだ。このことも、「出すこと」の大切さを教えてくれる。

まず、食べることより消化させること、不自然な食品の毒素が体の中にたまらないように、排泄がスムーズに行われるように心がけなければいけない。

導引術は、体の邪気を外に排泄し、体を自然な状態に保つものである。腎臓《じんぞう》や腸などの内臓の機能を活発にするようにふだんから実行しておけば、たとえ不自然な食べ物をとっても、体は健康状態でいられる。

最近の食品は、口にはおいしいが、体にとってはあまりに濃厚すぎて、それだけに不自然な毒素をたくさん含んだものが多すぎる。そのために、自分では栄養のあるものを食べているつもりでも、体を痛めるようなケースがよくある。

「身土不二《しんどふに》」という言葉がある。体は土地と一体であり、食べる物に関しても、生まれた土地の一里四方で季節ごとにとれる新鮮な食べ物をとることが最高の生き方であるとする考え方である。

グルメブームではあるが、おいしい食べ物を求めて、わざわざ遠くへ出かける必要はない。土地のものを大切にして食べることだ。

第四章

不調を解消する「気」の行法《ぎょうほう》

体を若々しく強くする

腰のまわりが重い、だるい、下半身が痛いなど、体のゆがみやそれにともなう不快感、痛みはつらいものだ。

こうした場合に不快感や痛みを解消するのが「気の行法《ぎょうほう》」である。これは、とくに器具を必要とせず、いつでもどこでもやれる。わずかなひまを見つけて続ければ、体の邪気《じゃき》がなくなり、若々しい体に変わってくるはずだ。

この「気の行法」には坐行《ざぎょう》（座って行う）と立行《りつぎょう》（立って行う）の二種類があるが、やりやすいのが坐行である。

座って行うので、体力をあまり使わないため、女性や比較的体力に自信のない人に向いている。

坐行のポイントは、「気」の運行をスムーズに行う点にある。ちょっとむずかしく聞こえるかもしれないが、しかし、わからなくても気にせず、はじめは意識を集中させて、指示どおりに体を動かすだけでいい。だんだん慣れてくれれば、自然に「気」が体をめぐるのがわかるようになるはずだ。

坐行は、最初は全部やらなくてもいい。自分の毎日の生活を考え、立ち仕事の多い人なら足、デスクワークが多いなら首筋《くびすじ》というように、酷使《こくし》する部分、疲れやすい部分の「気の流れ」をうながす行法を選んで行えばいい。

そして、その効果が自覚できるようになったら、少しずつ行法を増やしていくのが、無理なく体を改善し、健康増進をはかるコツと言える。

なお、この方法は一日二回空腹時（食後二時間以上たってから）にする。一般的には、朝食前と就寝前がやりやすいだろう。

呼吸をともなう行法は、鼻から息を吸うときに肛門《こうもん》をしっかり締め、口から吐《は》くときにはゆるめるようにする。

また、呼吸をともなわないものは、いつも肛門をしっかり締めておくように。こうした点に注意をしてほしい。

それでは、体の各部の行法を教えることにする。また、それぞれの行法の前には、実行して体調が改善された人の話も紹介しておこう。

肩のこりを解消し、「気の流れ」をよくする

かつて、ある女性のマッサージ師が、「背中がひどく張って困ります」といって私のところへやってきた。

仲間のマッサージ師にも、肩こりや背中の張り、腰痛《ようつう》に悩んでいる人が多いが、仕事柄、なかなか言い出せないらしい。

マッサージというのは、されているほうは気持ちのいいものだが、やっているほうはそれどころではない。全身を使って相手の体をもみほぐすのだから、肩や背中、腰には大きな負担がかかる。

ましてや、相手は不自然な体の使い方で筋肉がコチコチにかたまっている。それを無理な体勢でもみほぐすのだから、むしろマッサージをしているほうの背中がコチコチになるのは当たり前かもしれない。しかし、プロとしては途中で投げ出すことは許されない。

話を聞くと、一年ほど前から肩や背中のこりに悩んでいたという。最初は風呂にゆっくりとつかればほぐれていたが、次第に翌日まで残るようになり、半年ほど前からは、まるまる一日休んでも、まったく背中の張りが治らなくなってきたというのだ。

人の体のこりはほぐせるようだが、自分の体のこりはほぐせないらしい。そこで、肩や背中の「気の流れ」をよくする行法をすすめた。

家族がいるため朝はバタバタし、時間がとれないので、勤務先に少し早く出勤して行っていたという。それから仕事を始め、帰宅後は家事が全部すんで入浴し、あとは寝るだけという時間に行法を行った。

最初はコツがつかめなかったようだが、三日も続けるうちに自然な形でできるようになり、それまであった背中の張りや肩こりがまたたくまに回復した。

現在でも一日二回の行法を続けており、その後は肩こりや背中の張りで悩まされなくなったという。

【行法】

この方法は、２０４ページなどで紹介するスワイソウを参照して、やってほしい。

肩から背中へかけての「気血《きけつ》の流れ」を促進するから、肩や背中がこりやすい人にとっては大いに効果がある。両手ともに力を入れる仕事の人、肩に力を入れるクセのある人にすすめたい。

そして、肩のこりを解消することが、腰のためにもいいのである。

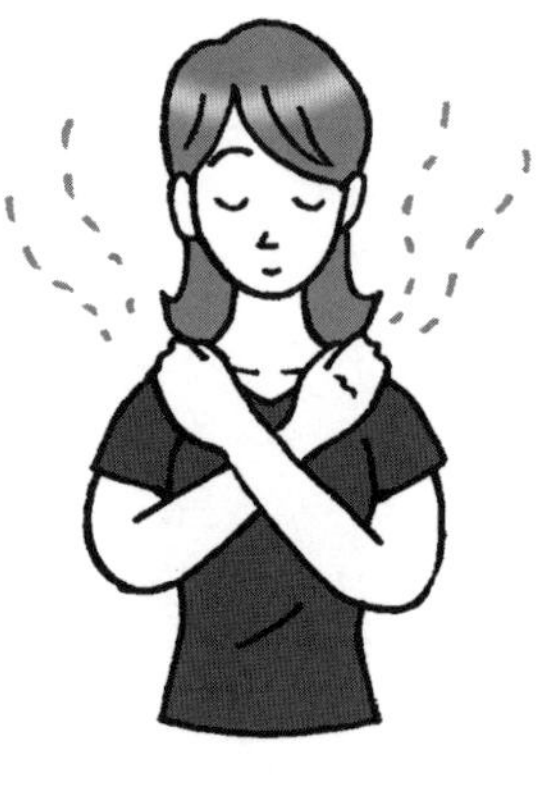

腰から足先への「気の流れ」をよくする

三〇代の主婦のFさんは、二二歳のころから生理痛がひどくなった。腰からおなかにかけて重く張ったように痛くなり、会社を休んで自宅で横になっていなければならないほどつらいこともしばしばあったという。

また、会社に勤めるようになってから、冷え性に悩まされるようになった。会社の冷房の効いた部屋に一日いると、下半身が冷えてしまい、夏でも電気毛布がないと眠れないほどひどかったようだ。

結婚して主婦業に専念するようになってからも、その当時の悪影響が残っていて、生理痛と冷え症に悩まされ続けていた。そしてさらに、生理痛とは違った痛みを感じたため病院に行ったところ、卵巣《らんそう》が炎症を起こしていて妊娠《にんしん》しにくい体質になっていることがわかったというのだ。

彼女もご主人も子どもが好きで、結婚したら最低二人は子どもが欲しいと話し合っていた。

それだけに、彼女が妊娠しにくい体質になっているということがわかり、ショックを受けたという。

不妊治療をしたが、あまり効果がなく、

「体質を変えるためには、体の根本からやらなければ」

と考えて相談にやってきたのだった。

Ｆさんの場合、妊娠しにくい体質は生まれつきではなく、冷えによるものだった。冷え症はもちろん、生理痛も冷えから来ていたのである。

冷房に当たりすぎたために腰から足先への「気の流れ」が悪くなり、それがまた冷えを強くし、どんどん冷房に弱い体になってしまったのである。会社をやめてからも妊娠しにくい体質となって、その悪影響が尾を引いたのだった。

そこで、腰から足先への「気の流れ」をよくする行法を教えた。Ｆさんは赤ちゃんが欲しいという一心から、一生懸命にやったようだ。

最初に気がついたのは、冷えがなくなったことだった。それまでは、風呂に入ってもすぐに体が冷えていたが、行法を始めてからは、入浴後、いつまでも体がポカポカするようになったのだ。

電気毛布も使わなくなり、寝つきもよくなった。当然ぐっすり眠れて、朝もスッキリとさわやかに起きられるようになったのである。

生理痛もだんだんに軽くなり、体全体に元気が湧《わ》いてきたという。そして、願っていた赤ちゃんに恵まれたのだった。

【行法】

①あぐらをかき、ももの上に乗せていた足を、膝《ひざ》の前におろす。

②両手の親指を中に入れて軽く握り、肩に力が入らないように、両ももの上の自然な位置に置く。そのまましばらく休む。呼吸は自然のままに。

③次に両足をゆっくり前方に伸ばし、伸ばしきったら、かかとをそろえて床《ゆか》につける。このときは、足の裏が前を向き、つま先が上を向くようにする。

④上半身をゆっくり倒すと同時に、両手を前に伸ばし、両腕を交差させて足の指を握る。この姿勢で、できるだけ両足を前に伸ばしながら、手で、それを後方に引っ張り返す。足指をつかめない場合は、同じような格好をして、つま先を自分の体のほうへ

腰から足先への「気の流れ」をよくする

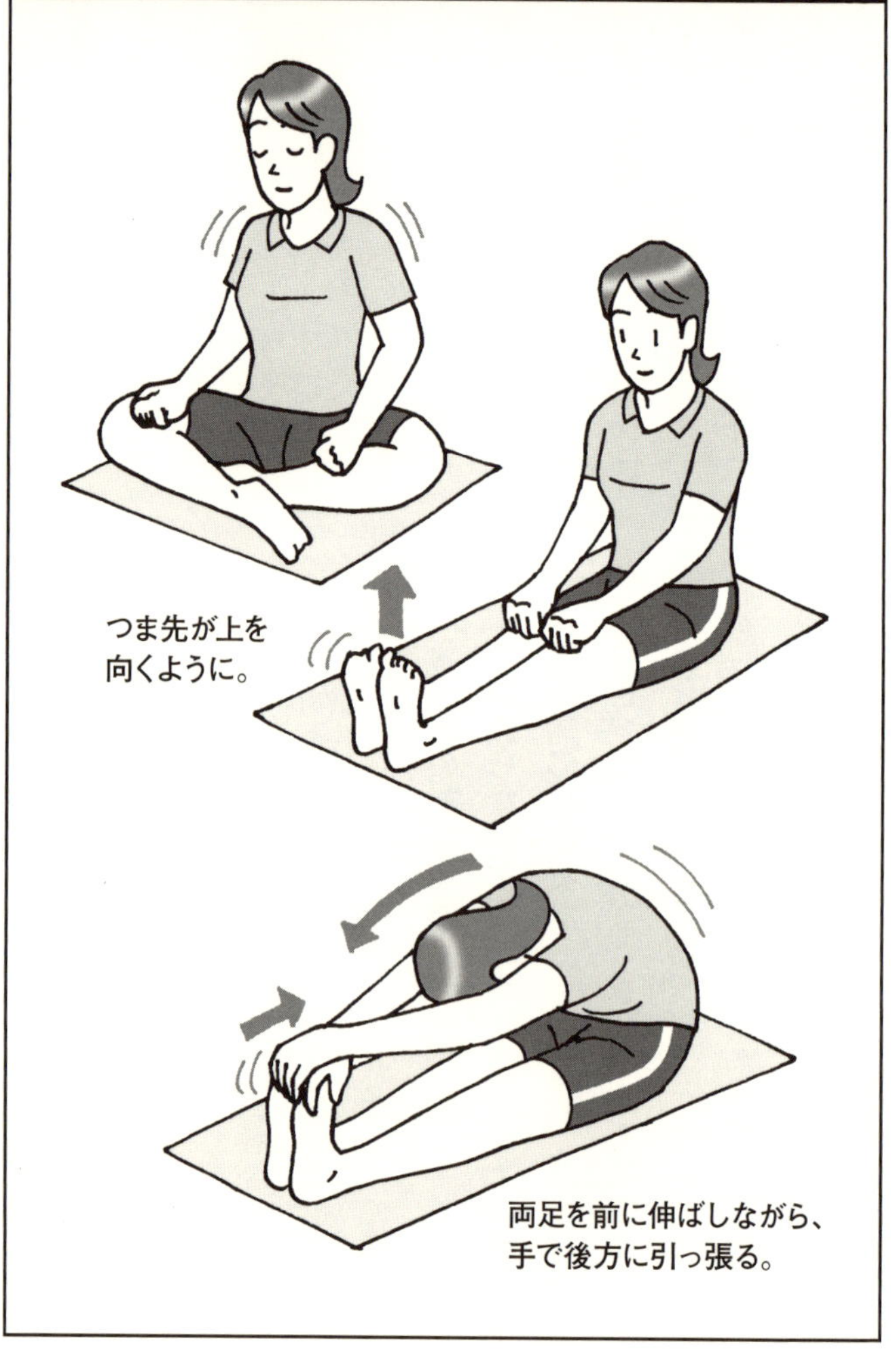
つま先が上を
向くように。
両足を前に伸ばしながら、
手で後方に引っ張る。

そらす。

⑤この姿勢を三〇秒～一分くらい続ける。苦しいときは、五、六秒くらいから始めてもいい。

この姿勢を続けると、肩、背、腰、股《また》の各部分は緊張する。このとき、意識を働かせながら、緊張した部分に「気」を流れさせる。丹田《たんでん》に集中している意識を必要な部分に移動させるという気持ちで行うのである。慣れてくると、「気の流れ」が意識の動きといっしょに起こるようになる。

いきなり、「気」を丹田から上の部分に移そうとしないで、いったん下におろしてから運ぶのがポイント。うまくいくようになると、「気」が到達した部分に温かみを感じるようになるはずだ。

手から肩、背中、そして腰から足先にかけての「気の流れ」が同時に盛んになり、全身の邪気《じゃき》が抜けてくる。長時間、同じ姿勢で座り続けたあとなどにやると、疲れが残りにくくなる。

足の冷えを少なくする

新聞配達の仕事を四〇年間続けているWさんは、一〇年ほど前から腰に痛みを感じるようになった。病院で診《み》てもらったところ、座骨《ざこつ》神経痛と言われた。電気治療を受けたが、その直後は調子がいいものの、すぐに痛みがぶり返してしまうのだった。

新聞配達という仕事は、想像以上に重労働だ。Wさんはバイクの前のカゴと後ろの荷台に新聞をくくりつけ、毎朝毎夕、新聞を配ってまわる。

マンションや団地の集合住宅では、それぞれの家庭のドアまで新聞を配らなければならない。

時間との戦いでもある。ゆっくり配っていたのでは、とくに朝刊のときは配る意味がなくなってしまう。したがって、ときには一〇〇部を超える新聞をかかえ、マンションや団地の階段を駆け上がったり降りたりしなければならないのだ。

寒さも体にこたえる。冬はどんなに厚着をしても、足下から冷気が体全体に伝わり、まさに底冷えの状態だ。夏は平気と思うかもしれないが、夏は薄着なだけに走りまわって汗をかき、バイクで移動となると、涼しいを通り越して寒いこともある。

こんな重労働を続けているうちに、座骨神経痛になってしまったのである。

相談に来たWさんを見たところ、体を酷使したことと寒さによって足が冷え、体全体の血流が悪くなっていた。

そこで、足の冷えをなくす行法を教えた。新聞配達の人たちは、朝刊を配り終えるとお茶やお酒などで体を温め、そのあとで眠りにつくことが多いという。Wさんにはお茶で体を温め、寝る前に行法をやるようにすすめた。

行法を教えたのはちょうど夏が終わり、秋にさしかかっているころだった。秋といっても、ときどきは冬とも思えるような寒い日もある。Wさんは「こういう季節の変わり目がいちばんつらい」と言っていた。

だが、その秋は、突然寒い日が来ても座骨神経痛が痛むこともなくなり、元気に仕事ができたという。さらにそのあとにやってきた冬も無事に乗り越え、春になるとともに持病の座骨神経痛がどこかへ吹き飛んでしまったのだという。

【行法】

①あぐらをかいて座り、両手を左右に大きく開く。そして半円を描きながら、頭上高くかかげる。

②かかげた手の手のひらを上向きにして、指を交差させ、両腕に力を入れて、丹田に気を集中させる。呼吸は自然のままにする。

③二、三分も続けていると腕が重くなってくるので、いったん手をおろして、休みながら行うといい。手をおろしたのを一回として、五回くらい繰り返す。

この方法は、教えによると、②で両腕に力を入れたときに、丹田に集中した気を、意識を働かせてだんだん上昇させ、肩を経て両腕に持っていき、さらに手の指先にまで達するようにすることが必要だとされている。

しかし、そんな高度なテクニックを使わなくても、両手のひらで頭の上に重いものを支えているように思い浮かべると、自然にそうなる。

手と肩を起点として全身の「気血の流れ」がよくなると、自然に体が温まるようになる。だから、手足の冷えに悩む人にたいへん効果がある。

足の冷えを少なくする

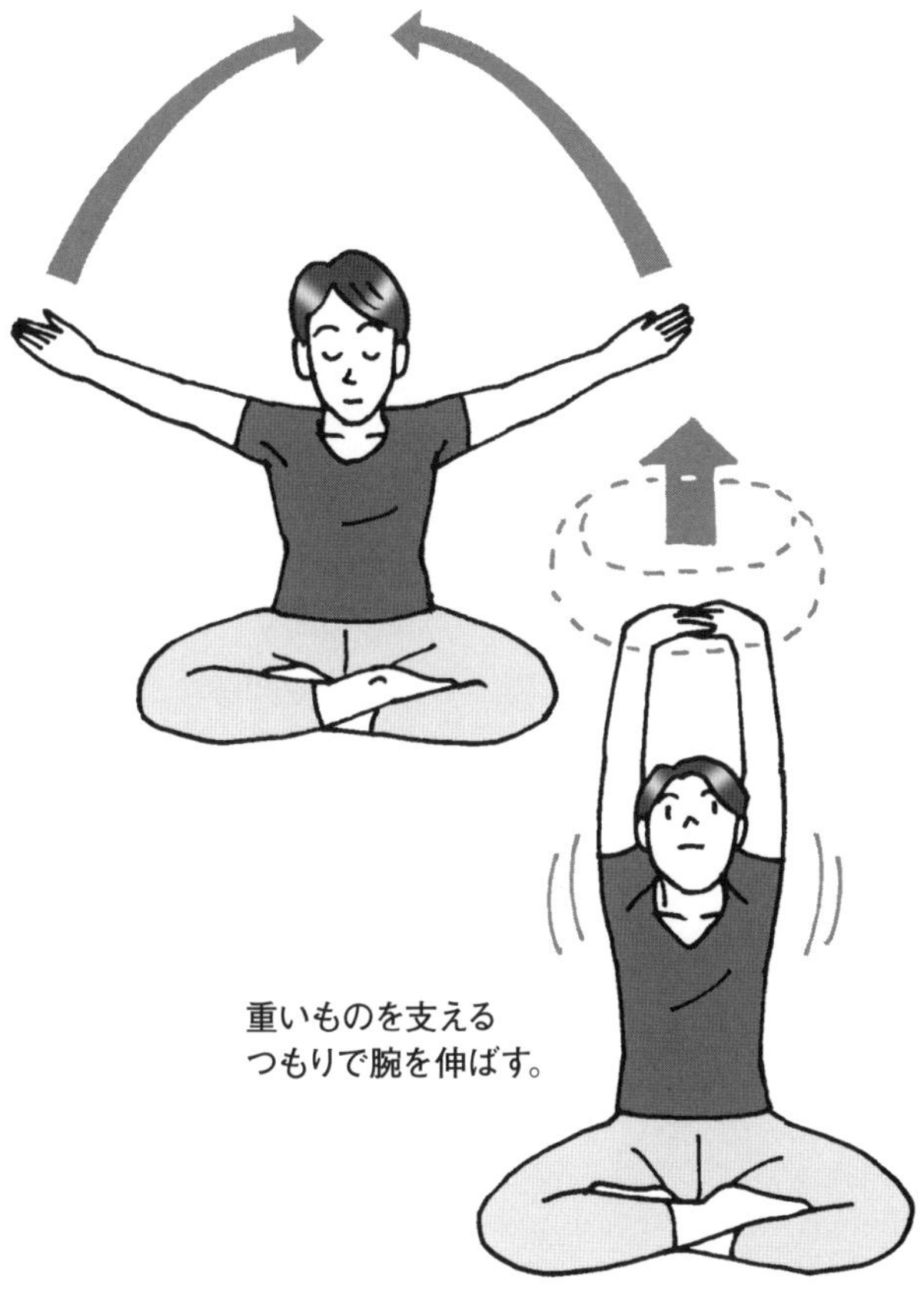

上半身の倦怠感《けんたいかん》を取る

学生時代にボートの選手だったKさんは、かなり長身で、肩から背中にかけて見事に筋肉がつき、バランスがとれた堂々たる体だった。

就職してボートをやらなくなってからも日ごろの運動に気をつけて、体型を維持してきた。

しかし三〇代後半になると、仕事が忙しくなったので、Kさんは運動から遠ざかってしまった。

すると、てきめんにおなかが出てきて、全身に締まりがなくなってきたのである。

さらに、四〇歳を過ぎたころからは、やたら倦怠感《けんたいかん》に襲われ、どうも仕事に身が入らなくなっていった。またゴルフをすると、上半身の疲労が激しく、スコアも思ったように伸びない。

思い返せば、三〇代後半から接待が多くなり、取引先と毎日のようにお酒を飲んでいたのだという。

もともとお酒は嫌いなほうではなかったので、接待がない日も上司や同僚、部下たちに誘われて飲んでいたのだった。

「これはいかん」と思ったKさんは、運動不足が原因だと考えた。

それで、ジョギングをしたり、鉄棒にぶら下がったりしたが、かえって倦怠感が強くなってしまった。

相談にやってきたKさんを見たところ、なるほど体に締まりがなく、ブヨブヨした印象を受ける。

これが昔、ボートをやっていた体なのだろうかと思ってしまうほどで、本人も、そのことをひどく気にしていた。

倦怠感があるのは、肝臓が弱っていたり、糖尿病の可能性があったりする。そのことを話すと、やはり肝機能が衰え、しかも、いわゆる境界型の糖尿病ということがわかった。肝機能の低下とともに糖尿病という、二つの理由があるのでは、倦怠感を感じるのも当然のことだ。

そこでKさんには、上半身の倦怠感を取る行法を教えた。これは上半身の邪気を除き、だるさや倦怠感を取り除くのに効果的な方法だからである。

Kさんはボートというスポーツをやっていたため、もともと体力もあり、健康管理には興味を持っていた。

性格もまじめなタイプで、教えた行法をまじめに実行した。

すると、一か月もたたないうちに倦怠感が薄れ、体全体の調子がよくなってきた。そうなると何事にもやる気が起き、仕事もバリバリこなし、あいた時間を利用してトレーニングジムにも通うようになった。

Kさんはみるみるうちに体が引き締まり、顔色もよくなったのである。

【行法】

この方法は、第六章の「スワイソウ」（204ページなど）を見て、やってほしい。上半身全体の邪気を抜き、体のだるさや倦怠感を取るのに効果がある。

腰の上部と腹部の「気の流れ」をよくする

四五歳のA氏は、もともと心配性で、ちょっとしたことでも気にする性格だった。若いころから、疲れがたまったり心配事があったり、旅行など日常と違う状況になると胃がキリキリと痛むことがあったという。

そして四〇歳を過ぎてからは、ひんぱんに胃けいれんを起こすようになった。気がかりになったA氏が病院で診てもらうと、胃に潰瘍《かいよう》があるという。それも急にできた潰瘍ではなく、若いころから慢性化しているのだろうと言われた。

これを聞いたA氏はますます心配になってしまい、さらに胃が痛むようになってしまった。

どんどん悪いほうへ、ころがっていったという。

相談に来たA氏を見て、「なるほど」とうなずいてしまった。慢性の胃潰瘍と言われて心配になり、食欲がなくなったせいもあるのだろうが、とにかくげっそりとしょげ込んでいて、声も小さく消え入るようだった。

私はさっそく腰の上部と腹部の「気の流れ」をよくする行法をA氏に教えた。はじめは呼吸をするにも力がなく、肘《ひじ》にも力が入らず大変だった。

だが、本人のやる気は相当なものだった。最初は丹田に気を集めることなどできなかったが、忍耐強く、まじめに行法を行っていくうちに、体に力がよみがえり始め、行法本来の効果が得られるようになってきた。

しばらくすると姿勢もどっしりとしてきて、見た目にも「気」の運行がうまくいっていることがわかるようになった。

本人も「最近は胃が痛むようなことはなく、食欲も湧いてきた」と言う。そしてさらに根気よく続けるうちに、胃潰瘍の痛みはすっかり消えてしまったのだ。

これでA氏の大きな心配事が消えたわけだが、同時に「やればできる」という自信を持てるようになり、心配性という性格まで変わってきた。

また、第二章の「腎臓《じんぞう》の摩擦法《まさつほう》」(73~75ページ)を行ってほしい。そうすると、背中の下部から腰の上部にかけての邪気と、腹部の邪気を抜くのに大きな効果があらわれる。

また、腎臓や膀胱《ぼうこう》を強くすると、老化防止にも役立つのである。

背中から両肩への「気の流れ」をよくする

Yさんが右肩に違和感を覚えるようになったのは、五年ほど前のことだという。Yさんは旅館で事務の仕事をしているのだが、帳簿をつけたり、お得意様に手紙を書いたりするなどの仕事を長時間したあと、右肩から腕にかけて突っ張るような感じがするという。

最初は「ちょっと根《こん》を詰めすぎたのかな」くらいに思って、それほど気にしていなかった。

しかし、一か月、二か月とたつうちに右肩の突っ張る感覚がひどくなり、ズキズキと痛み始めてしまったのだ。

整形外科で診てもらうと、五十肩と診断され、湿布薬《しっぷやく》をもらった。しかし、湿布しても痛みは治まらず、さらにひどくなってきた。そのうち、右腕を上げようとしても、肩までは上がるのだが、それ以上は強烈な痛みが走り、どうしても上げられなくなってしまった。

主婦でもあるので、毎日の掃除《そうじ》や洗濯《せんたく》、食事の片づけなどの家事をするのもひと苦労だった。

幸い、家族が分担して手伝ってくれたようだが、その家族のためにも痛みを放《ほう》っておくわけにはいかないと、相談にやってきたのだ。

Yさんの場合、旅館での仕事と家事を長年かけもちでやってきたため、疲れで肝臓に邪気がたまっていた。

それが、五十肩の原因だったのだ。

そこで肝臓の邪気を取り除くために、背中から両肩への「気の流れ」をよくする行法を教えてみた。

彼女は朝、晩の二回、毎日この行法をやった。すると徐々に肩の痛みがらくになり、腕が上がるようになってきた。

肩から上には上がらなかった腕も、なんの抵抗もなく上がるようになり、腕をぐるりと回すことも平気でできるようになった。

家族に迷惑をかけた分を取り戻さなければと張りきっていたので、「あまり張りきるとまた疲れがたまり、肝臓に邪気がたまってしまうこともあるよ」と注意した。
だがYさんは、五十肩が治ってからも毎日欠かさずに行法を続けているという。それならどんなに張りきっても肝臓に邪気はたまらないから、どんどん張りきりなさいと言っておいた。

【行法】

①あぐらの姿勢で、両手をももの脇におろし、手のひらで床を押さえる。そのまま、口から息を吐《は》き、鼻から吸うように三回呼吸して休む。

②ゆっくりと右手を斜め前方に肘《ひじ》を曲げながら上げて、手のひらを左肩に乗せる。このとき、肘はぴたりと胸につける。次に、同じやり方で左手をゆっくりと斜めに上げ、手のひらを右肩に乗せる。そして左肘を右肘の外側にしっかりつける。

③この姿勢で、鼻から息を吸いながら両肘を強く胸につけ、肩と背中を緊張させる。苦しくなってくるので、その前に口から息を吐き、両肘の力をゆるめ、肩と背中の緊張を解く。これを九回行う。

背中から肩への「気の流れ」をよくする

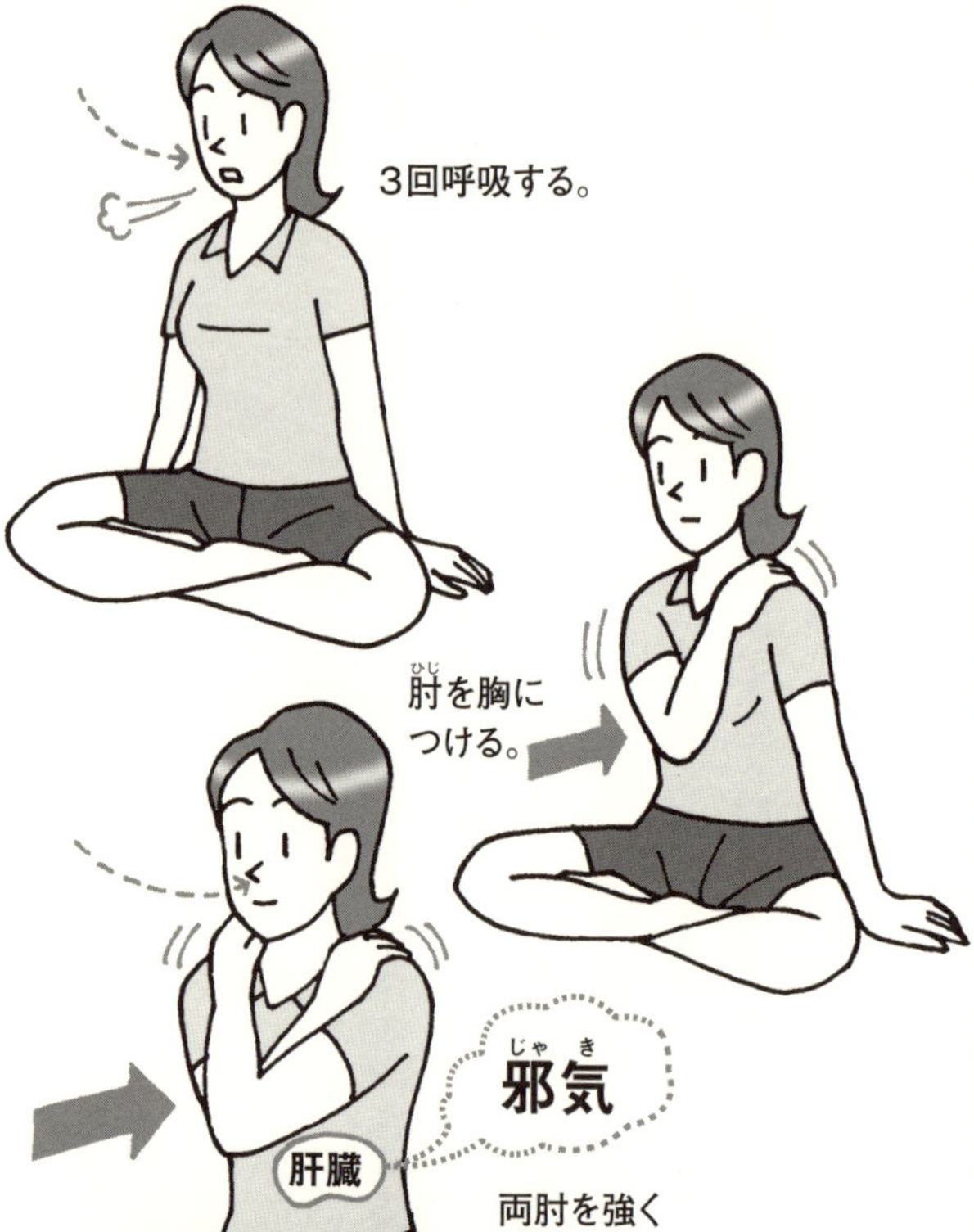
3回呼吸する。
肘《ひじ》を胸に
つける。
邪気《じゃき》
肝臓
両肘を強く
胸に押しつける。

この行法は背中から両肩にかけての邪気を抜くのに効果がある。

一般にこの部分の邪気は、肝臓から発している場合が多い。肝臓が悪くなると、そこにたまった邪気が、まず、しこりとなって背中にたまる。そして、背中の上部から両肩に上ってくるからだ。

肩から背中にかけての邪気を取り去るということは、つまりは、肝臓の邪気を抜くのに効果的なのである。そして、肝臓肥大、肝硬変《かんこうへん》など、さまざまな肝臓の病気の予防と治療に効力がある。

もちろん、酒好きな人には欠かせない。

また、四十肩、五十肩で腕が上がらない人の場合、その原因を調べてみると、肝臓が悪くなっているケースも多い。

この場合も、この行法をやっておけば、元凶になっている肝臓の邪気が抜けるようになる。

内臓の「気の流れ」をよくする

「やった！　七キロやせました！」と、私のところに飛び込んできたのがEさんである。あまりに突然だったし、パッと見たところ、最初は誰だかわからなかった。それだけEさんは変わっていたのだった。たしかに落ち着いて見てみると、やはりEさんだった。

四か月前のEさんは、身長が一五〇センチで体重が六五キロもあった。五四歳という年齢を考えても太りすぎ。むしろその年齢だから、六五キロという体重は危なかったのである。

Eさんが太り始めたのは、出産がキッカケだった。

もともとは四七キロくらいだったが、出産のたびに四～五キロずつ太り、三人目の子どもの出産で六〇キロを超え、その後はどんなダイエットをしても体重が減らなかったのである。

人間は年齢とともに、どうしても代謝が落ちる。Eさんの場合はそこに肥満が加わったために、通常よりもさらに代謝能力が落ちてしまい、腎臓に負担がかかって、尿《にょう》の出も悪くなってしまった。

肥満、尿の状態の悪化が重なれば、血圧も上がってくる。体調によって多少の上下はあるが、Eさんの場合、おおむね最大血圧が一七〇、最小血圧が一〇〇と、れっきとした高血圧症になっていた。

ダイエットを条件に降圧剤を飲むことだけは避けてきたが、そのダイエットもうまくいかず、医者に「そろそろ降圧剤を」と言われ、私のところにやってきたのだった。話を聞き、Eさんは内臓全体の「気の流れ」が悪くなっていることから、内臓の「気の流れ」をよくする行法をすすめた。

血圧を下げる降圧剤は、一度飲んだら一生飲み続けなくてはならないことが多い。薬の副作用を嫌う人は、ダイエットを試《こころ》みたり食事療法を行ったりして、どうにか自分の力で血圧を下げようと必死に努力する。

Eさんも降圧剤を飲みたくない一心で、一生懸命に行法をした。そして四か月後、パッと見ただけでは誰かわからないほどきれいに、ダイエットに成功したのだった。

見た目が変わっただけではない。内臓の「気の流れ」がよくなり、代謝能力も取り戻して、尿がよく出るようになった。

尿の出がよくなれば腎臓への負担も減り、体全体の気のめぐりがよくなって、血圧も下がってくる。

Eさんも、安定した血圧になったという。

第五章

体を活性化させる入浴健康術

入浴は「気の流れ」を活発にする

日本人は風呂好きで知られる。ほとんどの人が毎日のようにお風呂に入る習慣があり、そのおかげで、日本人は清潔だと言われている。

たしかに、衛生的にも、頻繁《ひんぱん》に入浴することは望ましい。しかし、日本人がお風呂に入るのは、きれい好きというだけではない。むしろ、お風呂で体を温めることによって得られる気持ちのよさを楽しむ人が多いのが、特色と言えるだろう。温泉が根強い人気を持っていることからもよくわかる。

実は、この気持ちのよさが、人間の健康に大きな意味を持っているのだ。

気持ちがいいと感じるのは、お風呂に入ると「気の流れ」が活発になるからである。そして、「気の流れ」が活発になると、人間は心身ともに健康が増進する。体に不調があれば、「気の流れ」を活発にすることによって治すことができる。もちろん予防することもできる。体の老化や肥満を防いで、いつまでも若々しく、美しく、活力にあふれた肉体を保つことができるのだ。

反対に、「気の流れ」が滞《とどこお》ると、体の不調や病気の原因となり、さらに、老化の原因ともなる。

この章では、私たちが毎日の習慣としている入浴を上手《じょうず》に活用して、病気を治し、若くて美しい体を保ち続ける方法を公開しよう。

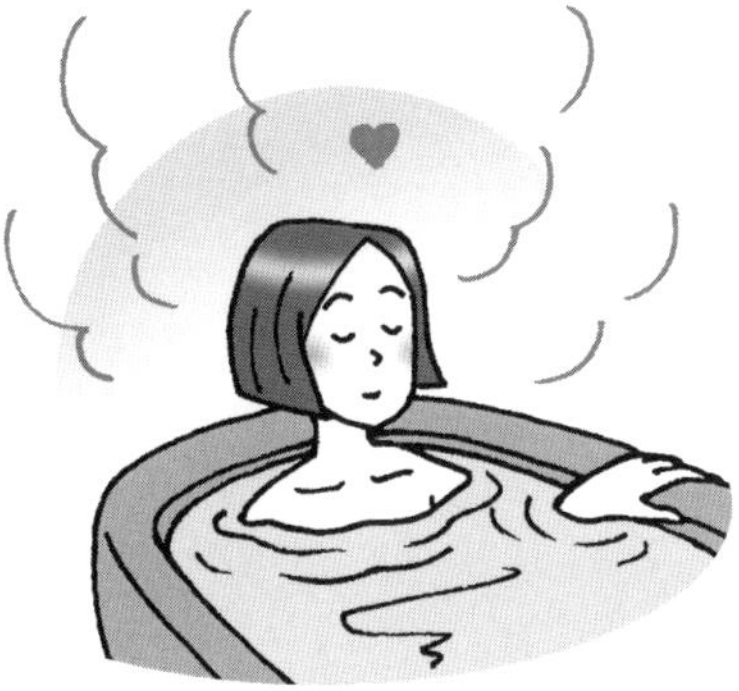

本場の人も驚いた導引術《どういんじゅつ》の効果

導引術《どういんじゅつ》は中国で生まれたものである。

そこで以前、台湾の導引術の調査に出かけたことがある。多くの技が伝えられているに違いないと思っていたからである。

ところが、古い書物によって導引術のことを知っている人はいたが、その実技は、ごくわずかしか残っていなかった。

そして、このときの旅で、私が伝えている導引術について、本場の人たちに認めてもらうことになったのだ。

私は、当時東京大学の教授（道教学）だった窪徳忠《くぼのりただ》先生の紹介を受け、パリ大学（ソルボンヌ分校）の名誉教授で、道教の総本庁・嗣漢天師府《しかんてんしふ》の道士である、陳榮盛《ちんえいせい》氏を台南市に訪《たず》ねた。

このときに相談されたのが、陳さんの友人のS氏の奥さんのことだった。S氏は台南市の銀行の理事主席で、台湾が日本領だった時代に、台湾の紳士（名士）一一人に選ばれた名門の人である。当時、満八八歳という高齢であったが、現役として第一線で活躍していた。

台湾の人たちは、健康管理に関して日本人よりもずっと熱心である。早朝の公園に行くと、さまざまな健康法をやっている様子が見られる。

太極拳、ジョギング、ジャズダンス、フォークダンス、舞踏《ぶとう》などで、みなが体を動かしている。

S氏もあらゆる健康法を試《こころ》みていたそうだ。

ところがS氏には、一つの大きな悩みがあった。S氏の奥さんが中気《ちゅうき》で寝たきりの状態になり、いろいろな医者に見せたが、病状がよくならないというのである。

陳氏から、「日本から、どんな難病でも治せる先生が来ているから、会ってみてはどうか」とすすめられたS氏は、「なんでも治せる」という言葉にひかれて、私に相談に来たのだ。

私はS氏の家を訪れ、奥さんに導引術の指導をした。毎日一時間弱の指導であった。

寝たきりの病人が歩けるように

S氏の奥さんは、初日の夜には、いつもだったらとなりにあるトイレに行くのにまにあわなかったのが、ちゃんとトイレで用がたせるようになった。二日目、三日目と、奥さんの体はどんどん回復し、そしてわずか五日間で、一人で歩けるほどよくなった。

その評判は、すぐに知れ渡り、たくさんの病人が押しかけてきた。そこで私は、導引術の集団指導を行うことにした。肩こり、リューマチ、ぜんそく、糖尿病、腎臓《じんぞう》病、肝臓病、心臓病、中気など、いろいろな病人たちを集めて、いっせいに導引術をさせたのだ。

この評判を聞いて駆けつけてきたのが、道家龍門派の第十二代江家錦《こうかきん》氏であった。江氏は、私の伝授している導引術を、「中国ではすでに失われていた道家導引術の正統を継ぐもの」と認め、ただちに、私に道家龍門派伝的第十三代を允可《いんか》したのである。

S氏の奥さんは、私が帰国したあとで外出もできるようになった。元気に歩く姿を見て、近所の人も驚きの表情を浮かべたという。

有名人が絶賛した酒風呂

実は、Ｓ氏の奥さんに教えた導引術の決め手が、酒風呂だったのである。

酒風呂は、病気の治療に効果があるばかりではない。健康な人が入れば、より気力が充実し、病気も予防できる。

健康上の効果も、美容上の効果も、酒風呂に入ったその日から、はっきり自覚できるのである。

酒風呂のやり方については１７２ページ以降で詳しく述べるが、とにかく、お風呂に日本酒を注ぎ込めばいいのだから、簡単だ。

導引術もツボと呼吸を組み合わせた、誰にでもできる簡単な健康法だが、酒風呂は、お風呂に入ればいいだけだから、誰でも続けられる健康法と言えるだろう。

ところで、日本を代表する工学博士のＩ先生は、この酒風呂を実行して、即座にあらわれる効果に驚かれたようである。

私の経験から言えば、真の科学者は偏見を持たずに、「よいものはよい」と認める柔軟な頭を持っている。

I先生は即座にあらわれる効きめとして、次の四つを挙げている。

①とても体が温まる。湯冷めをしないし、夜寝る前に入れば、朝までポカポカといい気持ちである。

②疲労が完全に取れて、すっきりとした気分になる。

③寝る前に入れば、熟睡《じゅくすい》できる。

④顔から足先まで、全身の肌がつややかでスベスベになる。

もう一人、すっかり酒風呂が病みつきになった人を紹介しよう。タレントのMさんだ。彼女はたいへんな温泉好きで、少しでも休暇《きゅうか》がとれると、各地の温泉めぐりをするそうだ。

そのため、温泉の効きめについて、とても詳しい。

その彼女が、酒風呂に入ったところ、すっかり病みつきになってしまったのである。

彼女は、酒風呂が美容にすばらしい効果を発揮すると認めている。

まず、皮膚をなめらかにし、張りのある状態にしてくれる。したがって、お化粧ののりがとてもよくなる。

女優という仕事は、ふつうの人の何倍も化粧品を使うので、素肌の手入れにはとくに気をつかっているそうだが、酒風呂に入ると、皮膚の奥深いところから汚れが洗い落とされるし、おまけに肌がつややかになる。

どんな高級な石鹸《せっけん》を使っても、皮膚の表面の汚れしか落とせない。石鹸で洗いすぎれば皮膚がカサカサになってしまう。

ところが、酒風呂の場合は毛穴の奥底の汚れまで洗い流し、しかもつややかな肌にするという、奇跡的な効果をあらわすのである。

もちろん、彼女も美容的な効能のほかに、湯冷めをしないことや、疲れを完全に取り去ってくれるので、就寝前に入れば快眠できることをつけ加えている。

「気」が体を左右する

では、なぜ酒風呂はこのようにすばらしい効果をあげるのだろうか。それは、酒の「気」が理想的な形で体に刺激を与えるためだ。それが人体の「気血《けけつ》の流れ」を活発にするからである。つまり酒風呂こそ、「気の健康法」の極意である。

導引の医学では、病気や老化は「悪い気（邪気《じゃき》）」が体にたまって起こると考えている。この邪気を、体の外に出すために、ツボを刺激しながら十分な呼吸を行うのが導引術である。

十分な呼吸によって、肺で古い血に含まれた老廃物や炭酸ガスが体外に排出され、同時に新鮮な「気（エネルギー）」が血液に取り入れられる。この新鮮な「気」と一体になった血液を、導引術では「気血」と言う。

血は、体の外に取り出せば、単なる血である。だが、体の中を循環しているときは、「気」と一体になって流れている。この状態の血を「気血」と言うのである。

冷えや過労など、さまざまな原因で体調が崩《くず》れると、体の一部、内臓、関節などに血が停滞してしまう。このように邪気を含んだ古い血が停滞してしまったところには、新しい血が送られなくなる。

こうして、病気や体の老化現象が起こる。

新鮮な「気」を含んだ血は、真っ赤でサラサラしている。これとは反対に、邪気を含んだ血は、どす黒くてネバネバしている。後者のような血は、体に張りめぐらされている毛細血管を通りにくい。そのために停滞しがちになる。

ひとたび邪気が停滞すると、悪循環になる。古い血は新鮮な血によって洗い流す以外に排出する方法はないのだが、ネバネバする古い血が毛細血管をふさいでしまうので、十分に新鮮な血液が体を流れなくなる。そうすると、ますます邪気を含んだ血が停滞するわけである。

導引術でツボを刺激する動作を行うのは、経絡《けいらく》を刺激して体のすみずみまで血行をうながすためである。

そして、このとき同時に呼吸を行うのは、血液に新鮮な「気」を十分送りこむためなのである。

酒の「気」の働き

たいていの人は酒を飲めば体が温まり、顔が赤くなる。これは、「気血の流れ」が活発になるからだ。しかも、酒は適度に飲めば体を温めるだけでなく、精神の緊張を解いてくれる。「百薬《ひゃくやく》の長《ちょう》」と言われるように、体にさまざまな効果をもたらすことが知られている。

しかし酒は、体に対して強い刺激物である。誰でも、最初に酒を飲んだときには、吐《は》いたり、意識を失いそうになったりしたはずである。ところが、何回か飲むうちにだんだん慣れて、心地よい酔いを味わえるようになる。そのために、酒が強烈な刺激物だというのを忘れている。

酒を飲んだ場合には「気血の流れ」も活発になるが、度が過ぎれば、一方で、胃腸や肝臓などによけいな負担をかける。飲んでいる最中は元気でも、あとになって疲労が残ってしまう。そのいちばんの例が二日酔いである。このように、酒を飲むと、体の状態と量によっては、体の中でなんらかの副作用を起こす可能性がある。

ところが、酒風呂の場合には、このような副作用の心配はなく、酒の持っている「気血の流れを活発にする」という効能を理想的な形で利用できるのだ。

酒が人間の体にどんなすばらしい効果をもたらすのか、酒風呂以外の例を紹介しよう。

それは、酒マッサージの効果だ。これは本来は「酒摩擦法《まさつほう》」と呼ぶものであり、中国の長い歴史の中で立証されて、脈々と継承されてきた導引術の秘技の一つである。酒と言えば飲むものと連想しがちであるが、実は外用としても、とてもすぐれた効果がある。

とくに女性にとってはうれしい美肌作用、体内浄化作用といった効果が実証されている。古代中国の後宮の美女たちは、酒を入れたお風呂で盛んに湯浴みをしたという。

さらに昔の日本でも、生傷《なまきず》の絶えなかった武士のあいだでは「キズには酒」が常識として深く浸透していた。この好例が野球の世界でも見られた。かつて中日ドラゴンズの谷沢健一《やざわけんいち》選手がアキレス腱炎《けんえん》を起こして再起が危ぶまれたとき、患部を酒でマッサージして、見事、カムバックした。

導引の医学では、こういう力を酒が持っているのは「気」の力によるものだと考えている。

導引術は「気」の医学

こうした導引術の効果を明らかにするために、まずは指圧と導引術の違いを説明しておこう。

指圧では一つひとつ、ツボを個々に刺激する。これに対して、導引術では手、腕、肩、首とか、足先から腰に至る下半身全体とか、一連のつながりを持っている経絡の上のツボを同時に刺激する。また、指圧では呼吸を問題にしないが、導引術では動きと同調させて行う。

そのため、新鮮な「気血」を体のすみずみにまで送りとどけることができるというわけなのである。

現代科学では、なんでも分析的にとらえている。

そのために、「気」の働きについても、

「分子式がわからなければ、存在しない」

というようなことにしてしまう。

しかし、導引の医学では、生命の持つ働き、人間の体の自然治癒力《ちゆりょく》の働きこそが問題なのである。

生命体の分子構造を研究することは、学問としては意味のあることだろう。

しかし、健康を増進し、病気を治療するためには、生命体の分子構造などわからなくてもさしつかえはない。

それはつまり、生命体の働き、自然治癒力の働きを活発にする方法がわかればいいということである。

やがては科学的研究によっても「気」の存在が証明されるかもしれない。

しかしそれは、導引の医学にとってはそれほど重要なことではない。

繰り返して言うが、導引の医学にとって重要なのは、「気」の働きによる自然治癒力の増進の具体的な方法なのである。

酒風呂はこうして入る

いよいよ、酒風呂の入り方を説明してみよう。

お湯の温度は、日本人の好みは西洋人の場合よりも一般に高めとされている。だいたい四一度〜四二度が標準である。

酒風呂の場合も、ふだんと違った湯量や温度にする必要はない。自分の好みの湯かげんになったら、入る直前に日本酒（紙パックの酒でよい。また、入浴用の酒も市販されている）を〇・九リットル（五合）、湯ぶねに注ぎ込む。そして、よくかき混ぜてから入浴する。

そのあとは、ふだんと同じである。酒を入れるからといって特別な入り方をするわけではない。通常の入浴剤を入れるのと、扱いは同じである。

体が温まったところで、外に出て体を洗う。いつもと同じように体を洗ってから、また湯ぶねにつかって温まる。

あがったあとは、体をよくふいてほしい。これは、ふつうの入浴の場合でも同じである。とくに、頭、脇の下、陰部の毛の生えている部分は、よく乾《かわ》いたタオルで水分をふき取ってほしい。

お風呂のあと風邪《かぜ》をひくのは、とくに体の毛が湿《しめ》ったままになっていて、そこから冷えを体内に呼び込むことが原因となるからである。

ここで一つ注意したいのは、お湯の温度についてである。前に述べたように、自分の好みの湯かげんでいいが、あまり高温では健康に害があるということである。

四二度ぐらいまでが理想的で、これはふつうのお風呂も同じである。高温の湯を好むと、循環器系の病気になりやすく、寿命を縮めることになる。また、酒風呂の場合にはとくに体が温まるので、ふだん熱い風呂好きの人でも、ふつうの温度でも体を温めることができるはずである。

温度については、もう一つ注意しておきたい点がある。日本式のお風呂の入り方だと、かけ湯をして湯ぶねに入り、湯ぶねを出て体を洗い、また湯ぶねに入って温まる。人によっては、そのあとまた洗い残した部分を洗い、もう一回、湯ぶねに入る。つまり、最低二回、ときには三回くらい湯ぶねに入るわけだが、ここで大切なのは、お風呂の温度があとになるほど高めになるのが望ましい、ということだ。

もちろん、同じ温度が保たれていればいいのだが、だんだんぬるくなるのは望ましくない。

日本の家庭では、一度沸《わ》かしたお風呂に家族が順に入ることが多いだろうが、酒風呂の場合も同じでいい。ただし、酒風呂の場合は洗浄力が非常に強いので、お湯のよごれがふつうのお風呂にくらべてひどい。毛穴の奥のよごれまで湯に溶け出すので、湯は黒ずんだ乳白色に濁《にご》る。

みなが入っているうちは目立たないが、入り終わって数時間すると、お湯が黒ずんだ乳白色に濁っているのがわかる。とくにはじめて酒風呂に入った場合は、汚れのひどさにびっくりすることが多いようだ。

あまり汚れがひどい場合には、入れた酒がもったいないようだが、一日でお湯を捨てること。何日か入ると、それほど汚れがひどくならなくなる。そうなれば翌日にもう一度沸かして、そこへ酒を〇・五リットル加えれば、また使える。しかし二日間が限度と思ってほしい。

肌にやさしい酒風呂

次に酒風呂の効用について、順を追って見ていくことにしよう。

なんといっても、酒風呂は入り心地がいい。なめらかで肌にやさしい感じがする。赤ん坊や子どもの入浴にも適しているし、老人のためにも理想的である。

昔から「老人は、さら湯に入るな」と言われている。沸かしたばかりの湯は肌に強い刺激を与え、精気を奪うので、老人が入ると体を疲れさせ、健康に悪い。人が入ったあとの湯だと、老人の皮膚に対する刺激が弱まるというわけである。しかし、酒風呂の場合には心配はない。

湯が肌にやさしいというのは、どういうことなのか。肌にやさしい湯は、湯ぶねの中で手のひらが体の表面を気持ちよくすべる。これはちょうど、肌によい温泉の感触と同じである。

次に、酒風呂はたいへんよく温まる。出たあとも数時間にわたって湯冷めをしない。

熱くなくても、ごくふつうの温度で体が芯《しん》まで温まる。寝る前に入れば、翌朝まで体がポカポカし続けるのだ。もちろん眠りは深くなる。

このように、酒風呂は体の芯まで温めるので、冷え症の治療にはピッタリである。冷え症の人は、冬のあいだは毎日でも酒風呂に入ることをすすめたい。

酒風呂が体の芯まで温めてくれるのは、お湯による温度の作用ばかりではない。酒の持っている「気」の働きが、「気血の流れ」を活発にするからである。

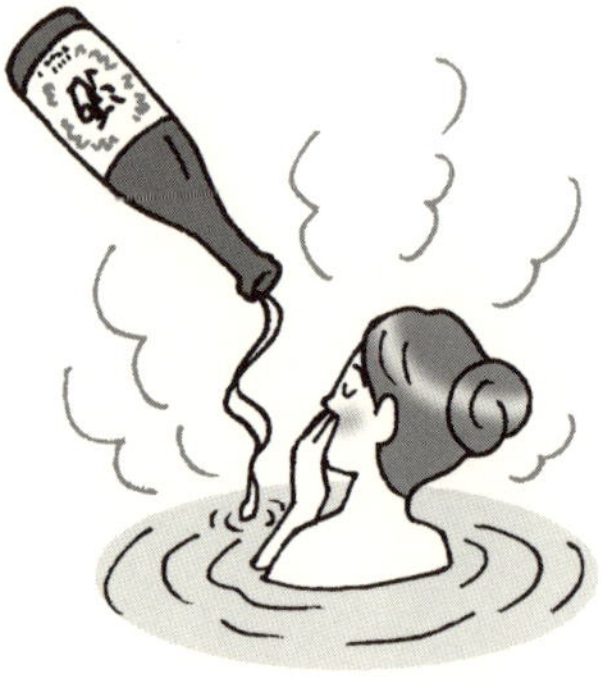

入浴効果を高める酒の「気」

お風呂が人間の体に及ぼす作用について考えてみると、次のような三つの点が挙げられる。

①湯の温度が人間の体に伝わり、人間の体を温めるという作用がある。

②水圧により、体を圧迫するという作用がある。この圧迫を私たちはとくに自覚しないが、全身のツボが刺激を受け、ある程度指圧と同じ効果をもたらす。

③浮力《ふりょく》の作用で、体が軽くなり、体を動かしやすくなる。体の動きが不自由な人の場合、その機能回復（リハビリテーション）に利用されている。

以上が、ふつうのお風呂の場合に考えられる作用である。

①②の作用は、導引の医学から言えば、「気血の流れ」を活発にすることである。

しかし、ふつうの風呂ではその持続力が弱い。

そのため、体の芯まで温めようとすると、どうしても温度を高くしたり、また長時間お湯につかったりしなければならなくなる。

だが、入浴中は脈拍数が増えるので、あまり長く入り続けることは、心臓や循環器系に負担をかけて望ましくない。

高温での入浴も同じである。

この点、酒風呂は高温にしたり長時間入ったりしなくても、体の芯まで温めてくれるのだ。

では、どうしてこういう効果があるか。

温度と水圧と浮力に関しては、ふつうのお風呂とまったく同じである。したがって、酒によりなんらかの力が加わったためということになる。それが酒の「気（エネルギー）」なのだ。

元来、水は「気（エネルギー）」を持っている。

生水《きみず》という言葉があるが、これは生きている水、つまり、「気」を持っている水という意味だ。

ところが、水を沸かして湯にすると、「気」は失われてしまう。その意味では、湯は死んだ水である。

もちろん、湯が冷めたとしても、「気」が戻ることはない。

酒風呂では、そうした「気」を補って、湯に「気」の働きを持たせるために酒を入れるわけだ。

つまり、水を沸かして湯にすることによって水から失われた「気」を、酒の「気」で補うことを意味している。これは、あとで述べるヒバ湯でも同じである。

酒風呂が体によい効果をもたらすのは、お湯の温度と水圧や浮力の作用によって、酒の「気」が体の芯にまで作用するためである。アルコールが人間を酔わせる作用とはまったく別の作用である。

酒風呂に入っても、酒を肌から吸収して酔っぱらうようなことはないから、安心していい。

「気血」を活発にして、邪気を除く

人間が疲れるのは、体を動かすことによって生じる疲労物質が体内に蓄積するからである。

導引の医学では、こういうものの存在を大昔から知っており、それを邪気と名づけている。

もちろん、生理学で言うところの疲労物質とまったく同じものを対象としているわけではない。

導引の医学では、この邪気の成分を分析したりしなかった。

ただ、人間の体の働きを活用して、この邪気を対外に排出する方法を研究してきたのである。

酒風呂が疲労を取り去るのは、酒の「気」の働きによって「気血の流れ」を活発にし、邪気を無理なく体外に排出するからなのだ。

酒風呂が疲労を取るのに効果的なのには、もう一つ理由がある。それは、すでに話した、やさしい肌ざわりである。

肌への刺激が強いと、お風呂に入ったあと、かえって疲れてしまう。いわゆる「湯疲れ」である。

しかし、酒風呂の場合は肌に刺激を与えないので、体の緊張を解き、疲れを癒《いや》す効果が大きい。

酒風呂は、こうして疲労を完全に取り去るので、寝る前に入れば心地よい熟睡が得られる。

酒風呂に入った翌日は、気力が充実した状態で目覚めることができる。

やはり、健康を維持するためのいちばんのポイントは、疲れを翌日に持ち越さないことである。

その点、酒風呂に入るのは理想的と言えるだろう。

透明感のある色白の肌にする

もう一つ忘れてならないのが、酒風呂の美容効果だ。酒風呂は肌を美しく、丈夫にしてくれる。

肌は健康のバロメーターと言える。誰でも知っているように、健康な人の肌は張りがあって、つややかなものである。

また個人差はあるが、肌の色は、血色《けっしょく》のよさを感じさせる程度に透明感があることが望ましい。

ただ白ければいいというものではないが、どちらかと言えば色白であるほうが、黒く濁った感じの肌より、健康と言っていい。もちろん、適度に日焼けして小麦色なのは健康的な肌ではある。

よく、色が黒く濁ったり茶色っぽかったりするのは遺伝だと思っている人がいる。そして、自分の血筋《ちすじ》は南方系だなどと決め込んでいる。しかし、往々にして、これは肝臓や腎臓などが不調のせいであることが多い。

親と同じなのは、体の同じ部分が弱いためである。こういう人が導引術によって体の不調を治すと、肌の色が白く、つややかになる。

私の長年の経験によれば、日本人の場合、肌の色の差はほとんどない。酒風呂や導引術によって体の健康を取り戻すと、どす黒い肌や青白い肌が、見違えるように色白で血色のよい肌になるものだ。

酒風呂に入ると、肌の汚れが体の芯から取り除かれると言っても言いすぎではない。風呂の湯の中に、皮膚の表面ばかりでなく、毛穴の中の汚れまでもが溶け出してくるのである。

だから、入ったときは、手ぬぐいを湯で湿《しめ》らせて顔に当て、顔の汚れも芯から取り去るようにするといい。

ちょっと見たところでは汚れていないように見える肌でも、知らず知らずのうちに空気中に漂うほこりや、自動車の排ガスのすすを、皮膚呼吸を通して肌の中に吸い込んでいるものだ。

ところが、酒風呂に入ると、毛穴の奥から汚れが出て、お風呂に溶け込む。それで、湯が黒ずんだり乳白色に濁ってきたりする。そのほかの皮膚に沈着している老廃物も、湯の中に溶け出す。

このように、皮膚の奥底から汚れが取り去られる効果は、ふつうのお風呂ではない。もちろん、石鹸で洗っても、こうした汚れは落ちないものだ。

美容院や理髪店などでは、吸盤状の器具などで顔の毛穴から汚れを吸い出したりしている。顔に塗《ぬ》ったクリームが黒ずむほど毛穴の中が汚れているのがわかる。

しかし、このように吸盤を用いて肌のよごれを吸い出すと、皮膚の精気まで吸い出してしまうから、肌の衰えを早める危険がある。

美容院などでは吸い出したあと栄養クリームをたっぷりとすり込むので、そのときは肌がつややかになるが、こういう処置ではつややかな肌は長くは続かない。

その点、酒風呂の場合には、毛穴から汚れを排出するが、精気までは吸い取らない。むしろ逆に、全身の「気血の流れ」を活発にするので、つややかな精気みなぎる肌にしてくれるわけである。

酒風呂よりヒバ湯がいい人

酒風呂は、健康にも美容にも大きな効果がある。

ただし、皮膚病、小児ぜんそく、リューマチ、糖尿病、高血圧などの人は、酒風呂は避けたほうがいい。これらの病気の場合、人によっては酒風呂の刺激が強すぎることがあるからだ。

これらの病気の人には、ヒバ湯が向いている。

ヒバ湯は、酒風呂以上に体を温め、「気血の流れ」を盛んにする。しかも、体の弱っている人にも強い刺激を与えないため、長時間入っていられる。冷え症、肩こりや腰痛の緩和《かんわ》など、体をゆっくり温めたいという人にも向いているわけだ。

では、ヒバ湯のつくり方を教えよう。

ヒバとは、大根の葉を陰干《かげぼ》しにしたものである。

生《なま》の大根の葉を洗い、一週間ぐらい陰干ししてつくる。カラカラになった大根の葉

三、四本分を適当に切って木綿《もめん》の袋に入れ、水を張った湯ぶねに入れて風呂を沸かす。沸かした湯に、あとから入れるのではなく、水から入れて沸かす、つまり煎《せん》じることがポイントだ。風呂が沸いたら、ヒバを入れた木綿袋は、そのまま湯ぶねに浮かべておけばいい。

熱湯が出るタイプの風呂の場合は、鍋で一五～二〇分くらい煎じておき、湯ぶねに加えれば、同じ効果が得られる。

一袋で四、五人が入れるが、最初の数日は酒風呂と同じように、湯の中に体の汚れがかなり溶け出す。

風呂の湯は溶け出した垢《あか》で黒く濁るので、自分の体がこんなに汚れていたのかと驚くかもしれない。

もちろん、これはただの汚れではない。体にたまっていた邪気が汗といっしょに毛穴から排泄《はいせつ》されたものなのだ。

そこで、最初の四、五日は、毎日新しいヒバに取り替える。

しかし、四、五日すると湯の濁りが少なくなるので、その後は一袋を二日使うことができる。

大根の葉は、ベランダや庭などの日陰の場所で干す。または、おおいをかぶせて陰干しにしてもいい。

陰干しのコツは、湿気のない風通しのいい場所ですることだ。

では、なぜ大根の葉が効くのだろうか。それは、大根の葉の「気」の働きである。大根の葉は、ビタミン、ミネラルなどの栄養素が豊かで、有効な「気」をたっぷり含んでいるのだ。

ただし、大根の「気」が盛んなのは十月から六月の期間。七月から九月の夏場三か月は「気」が衰えるので、この期間は「よもぎ葉」を使うといい。

よもぎは、山野、道端などでよく見かける。

葉の裏に細かい白毛が密生していて、いいにおいがする。若草は草餅《くさもち》の材料になるし、葉の裏の毛はもぐさの原料になるという植物である。

この葉を風呂に入れると、体を温めてくれるため、肩こり、腰痛《ようつう》、神経痛などの痛みをやわらげ、さらに湿疹《しっしん》やかぶれなどの皮膚病にも効果がある。もし、近くによもぎがなくても、漢方薬局で簡単に手に入れることができる。

よもぎの葉は、生のまま使っても、陰干しにしても効果は同じだ。一回に三〇グラム（ひとつかみ）ほどを木綿の袋に入れ、大根の葉と同様に煎じるようにして使用する。最初の四、五日は毎日取り替え、その後は一袋で二日使えるのも、大根の葉の場合と同じだ。

本書でヒバ湯という場合、大根の葉とよもぎの葉に共通して当てはまることなので、季節によって、両方を使い分けてほしい。

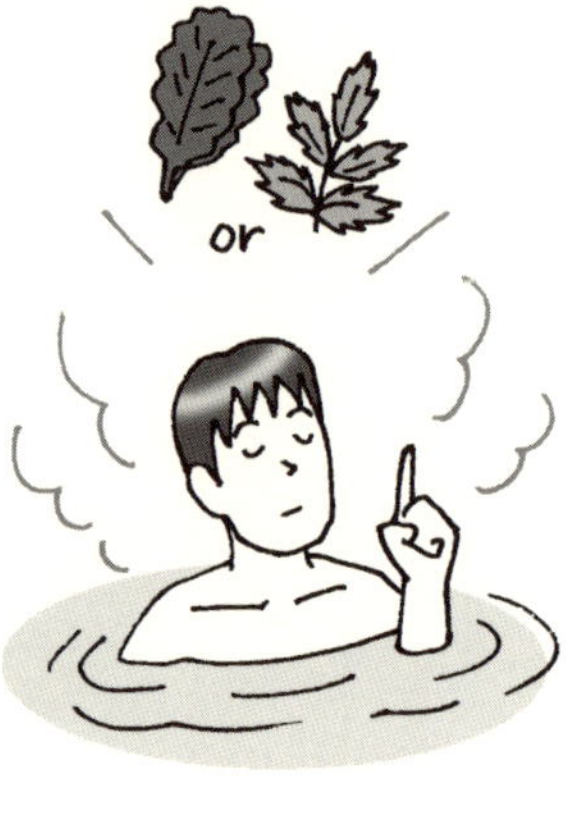

冷えからの腰痛に、ヒバ湯は最高

冷え症に悩まされている人が多いようだ。それも寒い季節だけでなく、夏場でも、冷房を効かせた生活環境のため、腰から足にかけての下半身が冷たくなると訴える女性が多い。

冷えは、「気血の流れ」が衰えていることを意味している。「気血の流れ」が衰えれば、邪気がたまって体調が悪くなり、病気を引き起こす。

とくに女性の場合は、リューマチや腰痛、不妊症につながる可能性もあるので、早く治す必要がある。

ところが、これが意外と治りにくい。

ただ一時的に体を温めただけでは、温めるのをやめると、すぐにまた冷えてきてしまう。夜、寝る前に風呂に入って体を温めても、夜半《やはん》過ぎには再び体が冷えてきてしまうのだ。

そこでどうしても暖房器具に頼ることになるのだが、これでは病気を治したことにはならない。

そこで、効果的なのがヒバ湯である。一時的に体を温めるのではなく、「気血の流れ」を活発にしてくれるからだ。冷え症は酒風呂でも治せるが、腰痛や関節の痛みなどにはヒバ湯のほうが効果が大きい。

第六章

心が強くなれば、体も強くなる

薬で治らなくても、「気の流れ」が解決

私たちの毎日は、複雑化した社会と人間関係、生活のスピード化などで、心身が安まるときがない。

そんな生活を送るうちに、緊張や疲労がどんどん蓄積され、ストレスが発生すると言われている。

いつも心身が緊張し続けていると、自律神経がアンバランスになり、場合によっては自律神経失調症などを引き起こしてしまう。

こうなってくると、自律神経が支配している生理作用を、正しい状態に戻さなければならない。

しかし、薬を使うとか、食べ物で体質を変えるとかしても、なかなか効果があらわれない。

薬などでは副作用の心配もあるだろう。

このような症状も「気の流れ」を知れば、らくに解消できるようになる。人間の心の動きと体の健康状態が、たいへん密接な関係にあることはよく知られていることだ。

ほんの少しおなかが痛くても、イライラしたり、不機嫌になったりしてくる。また、歯が痛いときは物事に集中できないし、空腹になると怒りっぽくなる。

その反対に、心に悩みをかかえていると、体のほうにもいろいろなトラブルがあらわれてくる。

たとえば、仕事がうまくいかなかったり、愛情問題があったりするときなどは、食欲がなくなってしまう。

また、頭痛や下痢《げり》になる人も多い。

つまり、心と体は互いに原因になったり結果になったりするもので、切り離して考えることはできないのだ。

また、最近の心身医学の発達によって、この分野の研究は急速に進み、心と体の関係がはっきりしてきている。

ところが、病気の治療となると、必ずと言っていいくらい症状のあらわれた器官や機能だけの局部的な療法にかたよってしまう。

病気は、局所的な障害だけではない。心と体の両面がそこなわれているという赤ランプと考えなければいけない。だから、心も体も正常な状態に戻すことこそ、真の治療なのである。

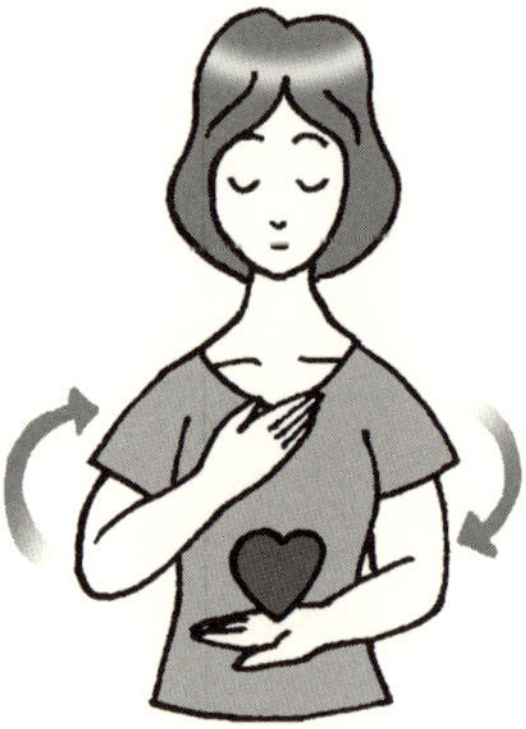

イライラする人によい呼吸法

いつもイライラしている人をよく見てみると、共通した性質に気がつく。

たとえば、攻撃的な態度をとったり、少しのミスも見逃さなかったりといった性質である。

これは、身近な人を思い浮かべてみるとよくわかるだろう。

少しの時間も無駄にしないようにと突っ走っていると、ストレスがたまって心身が弱ってしまう。

イライラしやすい人は、ふつうの人の七倍も心筋梗塞《しんきんこうそく》になりやすいというデータもあるのだ。

なんとも恐ろしい数字だ。

現代人をむしばむストレスは深刻で、私のところにも、ストレス性の胃潰瘍《いかいよう》や不整脈《ふせいみゃく》、不眠症になったという人がたくさん来る。

問題は、なぜストレスがたまってしまうのかという点にある。

たいていの人は、人間関係や仕事、勉強などが思いどおりにいかないために、イライラするのだという。「〇〇でなければならない」と思うから、そのとおりにならないと調子が狂ってイライラするのだ。

しかし、自分のことでさえ思いどおりにならないことが多いというのに、他人や仕事などが自分の思うようにならないのは、むしろ当たり前ではないのか。「こうでなければ」と思う自分の心が、かえって自分を縛《しば》っているのだ。

実は、ストレスの程度の軽い人には、このような話をするだけで、イライラがおさまることも珍しくない。「そうだったのか」と、自分自身を縛っている窮屈《きゅうくつ》な考え方に気づくからだ。

だが、頭では理解できても、思うとおりにならない悔しさはそう簡単にふっきれるものではない。

そんな人のために、イライラを鎮《しず》める方法を紹介しよう。

イライラが激しい、興奮がおさまらないというときにするといい。

イライラを鎮める呼吸法で、「気」を体に取り込む

どこかで座禅《ざぜん》を習ったことのある人は知っているだろうが、座禅の理想は「無」になることである。

しかし、無になろうと思うと、これはたいへんなことだ。

頭の中に、いろいろと浮かんできてしまうのだから、やさしそうでも、たいへんむずかしい。

その点、このあと紹介する「イライラを鎮める呼吸法」はやさしいので、ぜひ試してほしい。

まず、盤坐《ばんざ》という坐り方をする。

これは、結跏趺坐《けっかふざ》と言われる坐《すわ》り方である（198～199ページ参照）。

この坐り方の「跏《か》」というのは足の裏、「趺《ふ》」は足の表のことで、右足を曲げて左大《だい》

盤坐《ばんざ》

❷

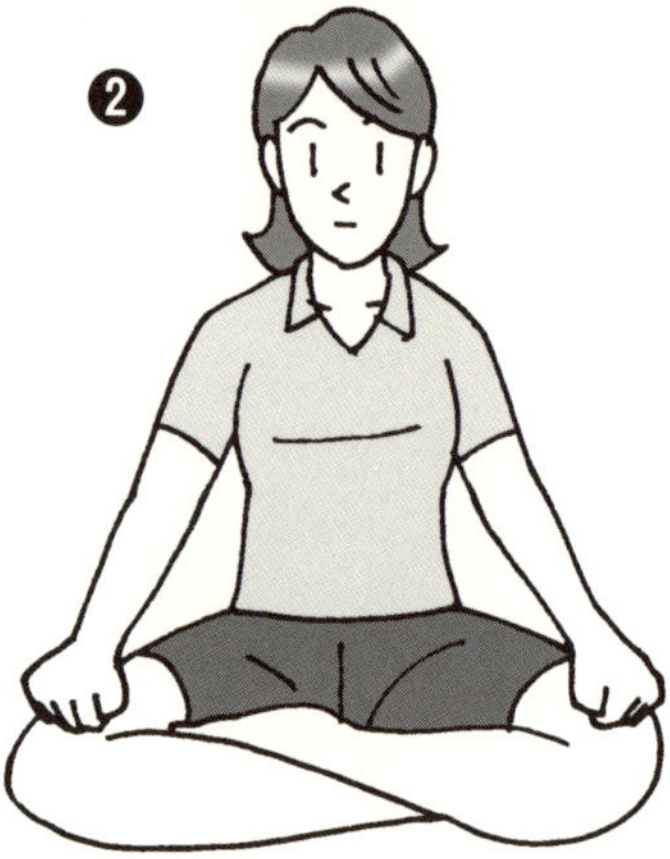

❶

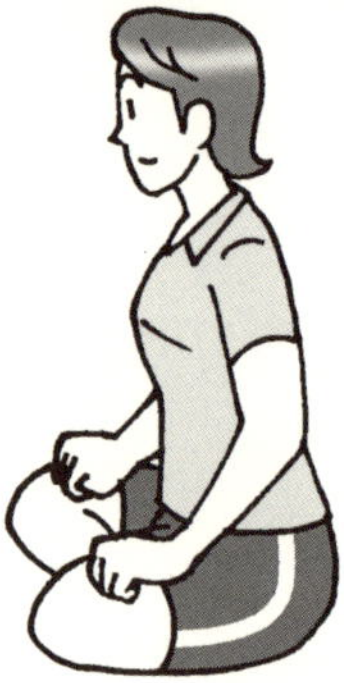

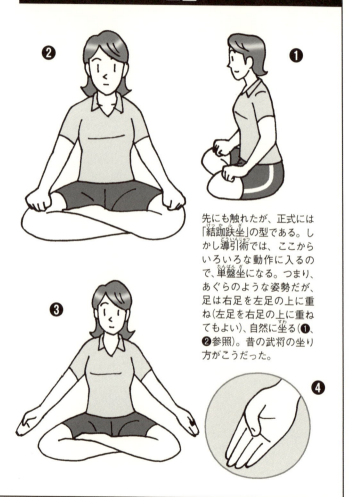

先にも触れたが、正式には「結跏趺坐《けっかふざ》」の型である。しかし導引術《どういんじゅつ》では、ここからいろいろな動作に入るので、単盤坐《たんばんざ》になる。つまり、あぐらのような姿勢だが、足は右足を左足の上に重ね(左足を右足の上に重ねてもよい)、自然に坐《すわ》る(❶、❷参照)。昔の武将の坐り方がこうだった。

❸

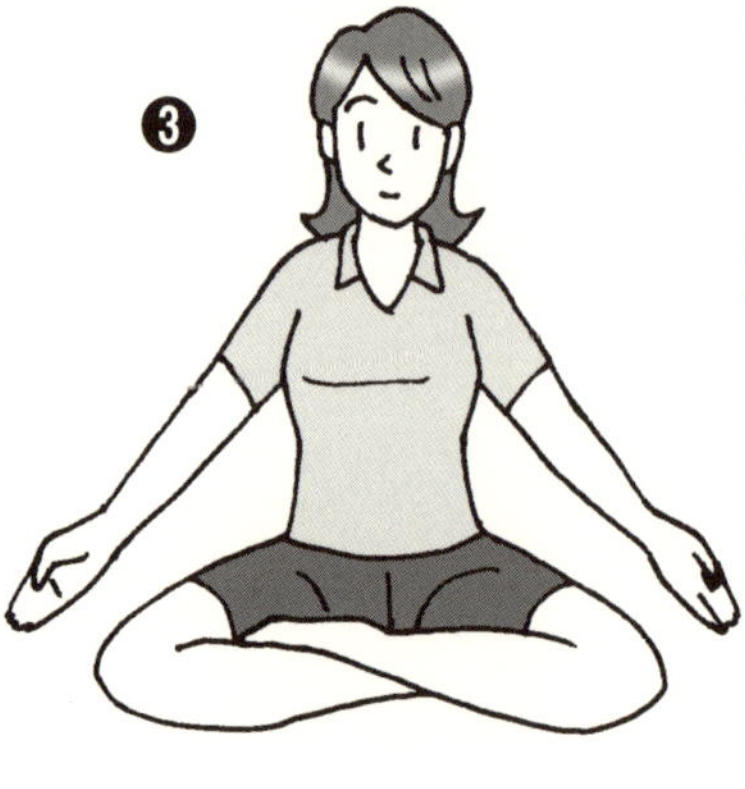

❹

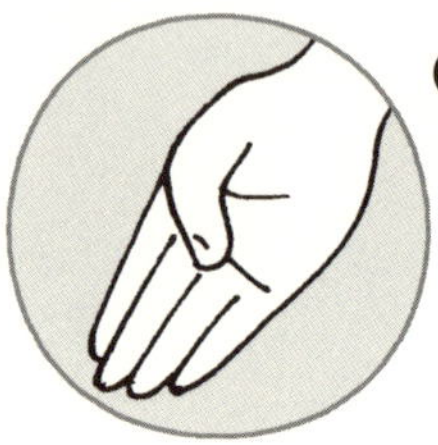

❺

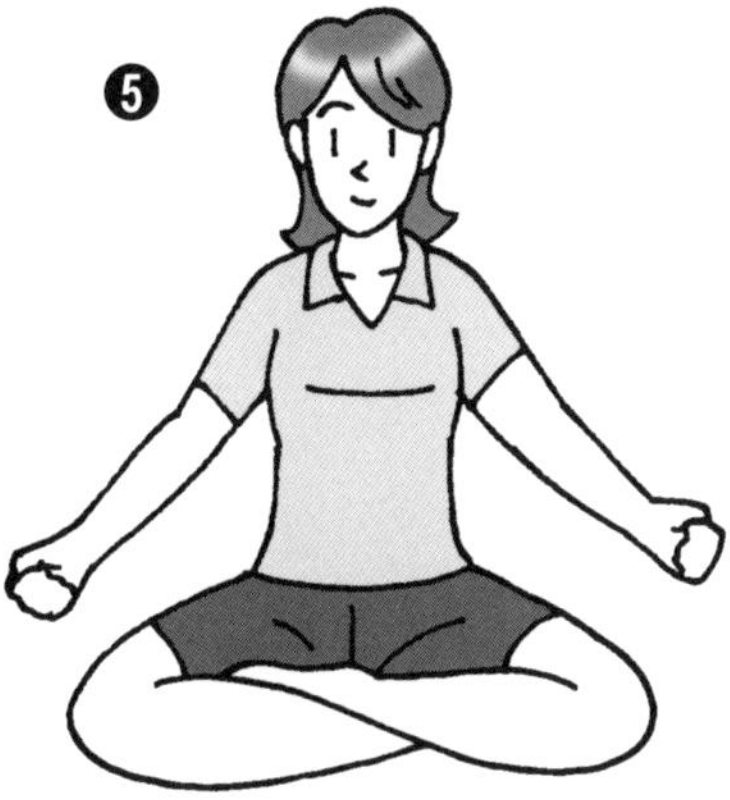

親指を内側に入れて握る。

❻

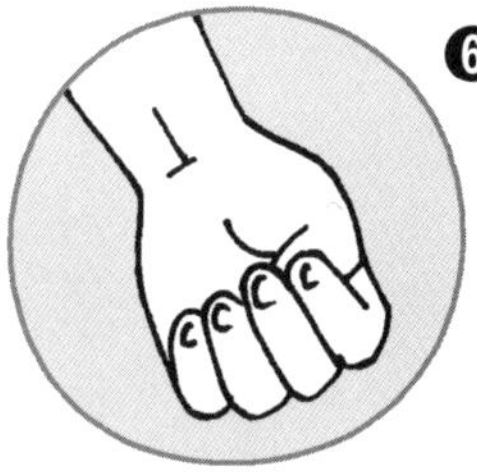

❽

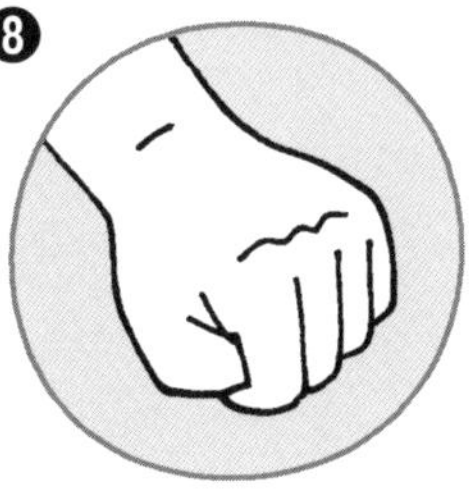

❼

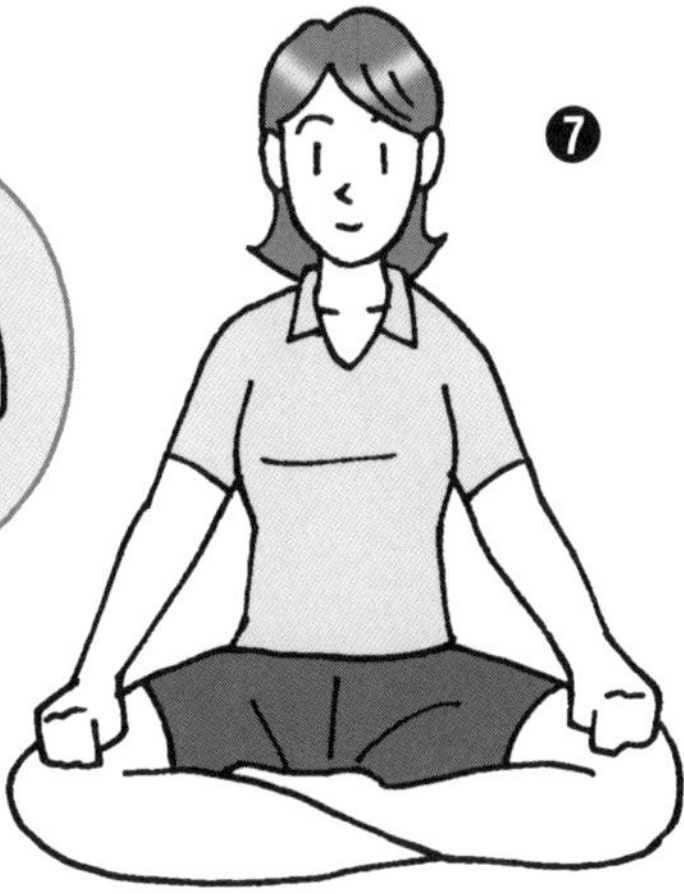

手は、親指を内側に曲げて、握り拳《こぶし》をつくり、静かに膝《ひざ》の上に置く（❸～❽参照、以下の坐《すわ》り方においても、手の握り方は同じ）。

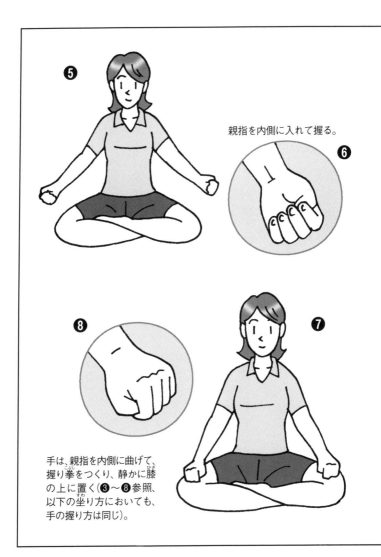

腿部《たいぶ》の上に乗せる。

次に左足を右足の膝《ひざ》の外側から曲げて右のももの上に置き、両方の足の裏を上向きにする。

ちょうど盤石《ばんじゃく》のように、どっしりと腰をおろして坐るのである。

ただ、最初はなかなか慣れなくて、うまくいかない人も多いが、練習するうちに自然にうまくできるようになる。

なかなか思うようにできない人は、反対のももの上に足を乗せる単盤坐法《たんばんざほう》をやればいいだろう。

ただし体をまっすぐにして、前かがみになってはいけない。

また、畳《たたみ》でも床《ゆか》でも、薄い座布団《ざぶとん》か毛布を敷いてやるとよい。

だが、ふかふかした厚手の座布団やクッションは、姿勢が傾きやすいので避けたほうがよい。

イライラを鎮める呼吸法の行い方

盤座という坐り方について、わかっただろうか。型を整え、雑念をなくし、心を落ち着かせるようにしてほしい。

それでは、イライラを鎮める呼吸法を具体的に紹介しよう。

①盤坐の姿勢をとる。
②両手の十指を交差させて組み、手のひらを上に向ける。
③両方の手のひらを、下腹部（恥骨《ちこつ》からヘソの下にかけて）に当てて、かかえるようにする。
④口から息を吐《は》き、鼻から吸って、二、三回呼吸を整える。
⑤息を吸いながら、おなかを押し上げるようなつもりで、両方の手のひらに力を加えていく。

イライラを鎮《しず》める呼吸法

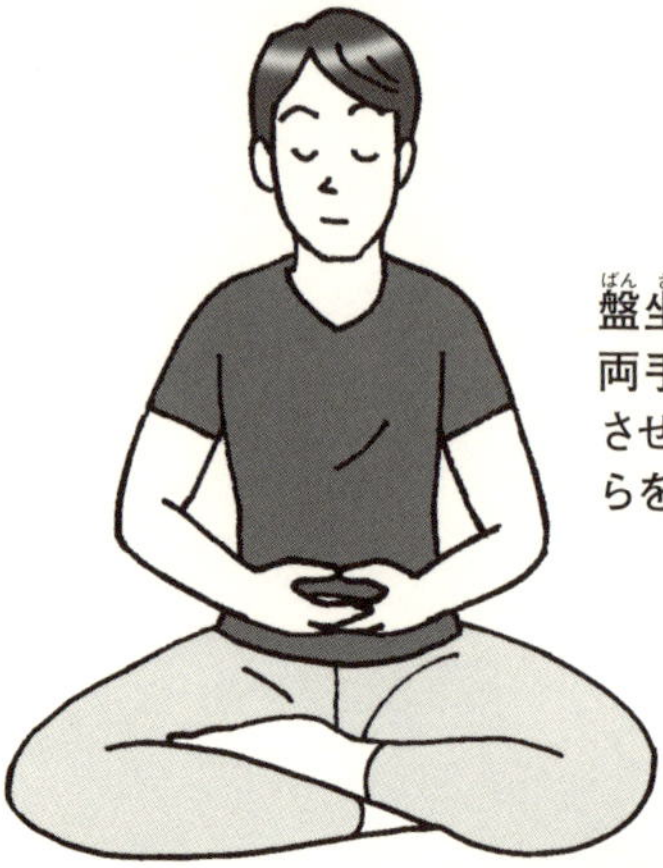

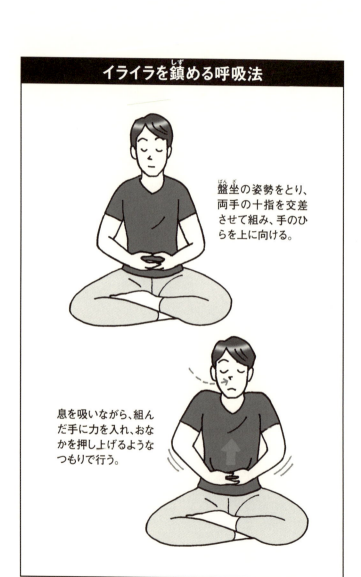

盤《ばん》坐《ざ》の姿勢をとり、両手の十指を交差させて組み、手のひらを上に向ける。

息を吸いながら、組んだ手に力を入れ、おなかを押し上げるようなつもりで行う。

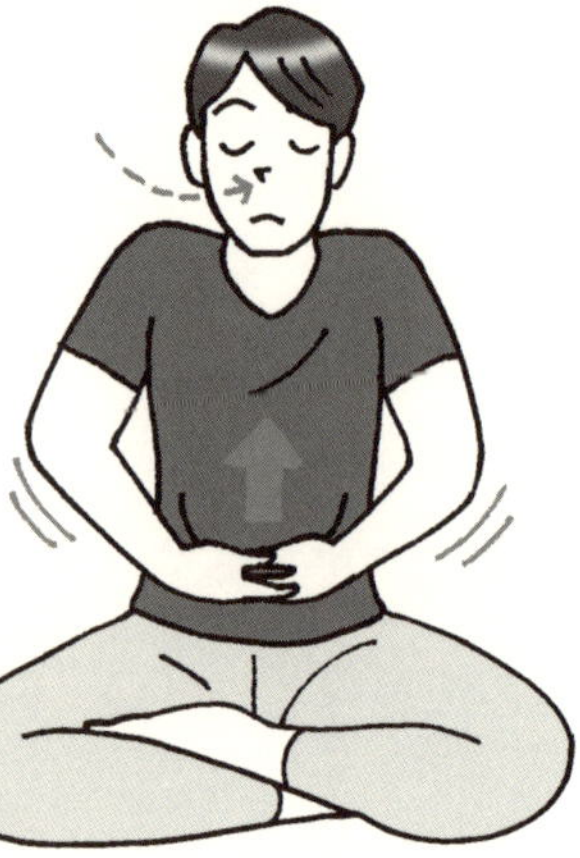

⑥息が苦しくなる一歩手前で、おなかに加えた両方の手のひらの力をゆるめ、口から息を吐く。

以上を一回として、一二回行う。

この呼吸法は、イライラして頭にのぼってしまった血をたちまち下ろすから、非常に即効性がある。

カーッときて、誰かをどなりつけたいときなど、すぐにこの呼吸法を行えば、怒りもおさまってしまう。

また、このイライラを鎮める呼吸法は、おなか全体の「気血《きけつ》の流れ」を促進する効果も持ち合わせている。

ストレスで内臓が悪くなるというのも、頭に血がのぼって、内臓の「気血の流れ」が悪くなるからだ。

ここで紹介した呼吸法は、その予防にもなるというわけである。

手を振って、邪気《じゃき》を出す

もう一つ、教えたいのがスワイソウだ。スワイというのは「振る」とか「振り棄《す》てる」という意味である。

スワイソウは、簡単に言えば両手を前後に振るのだが、何かを「振り棄てる」という意味から考えれば、ただ両手を振るというだけではなく、何かを棄てなければならない。悪い「気」を振り棄てる、放出するのである。それがスワイソウの正しい意味である。

体の中で、こり、しこりの原因となり、あらゆる病気を引き起こすもとになっている「邪気《じゃき》」を放出するのである。

導引術《どういんじゅつ》の最初の目標は、体の中の邪気を追い出し、「気」を体のすみずみまで正常に流すことだ。

これで、血液もリンパ液も、自然の状態で体の中を循環させることができる。

スワイソウは、そういう状態をつくり出す方法ということになる。ただし、内臓の手術をされた人は行わないように。

スワイソウのやり方はとても簡単だ。順を追って説明しよう。

①まず上半身と両足をまっすぐにして、地上にしっかり立つ。ももを垂直に伸ばし、足指に少し力を入れて、足の爪《つめ》を地下に食い込ませるような気持ちで立つ。両足の間隔《かんかく》は、その人の肩幅の広さにする。

②次に両手を同方向前後に振る。後ろに振るときは少し力を用い、前に振るときは力を入れずに、惰力《だりょく》で自動的に返す。振るとき、手の甲は上を向き、手のひらは下向き。両肘《りょうひじ》をまっすぐ伸ばす。曲げてはいけない。目は前方に向け、心に雑念を生じさせてはいけない。そして、声を出さずに心の中で数を数える。

③最初は二〇〇～三〇〇回くらいから始めて、だんだんに回数を増やしていく。最終的には、時間にして約三〇分する。

スワイソウのやり方

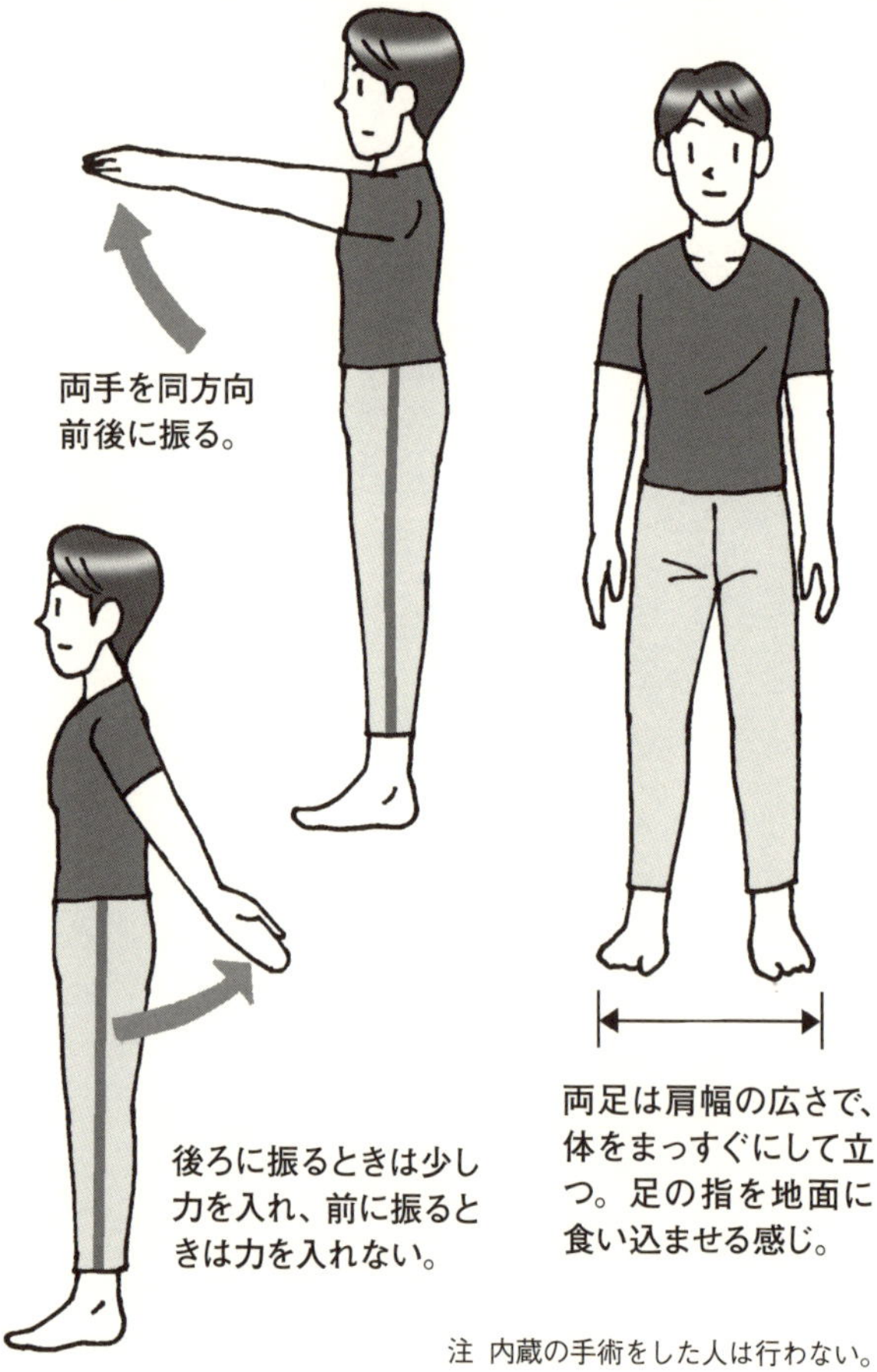

両手を同方向
前後に振る。
後ろに振るときは少し
力を入れ、前に振ると
きは力を入れない。
両足は肩幅の広さで、
体をまっすぐにして立
つ。足の指を地面に
食い込ませる感じ。

注　内蔵の手術をした人は行わない。

上半身のしこりをなくし、新鮮な「気」を流す

人間の体というのは、頭脳をはじめとして、あらゆる重要な内臓が上半身に集まっている。下半身は、言ってみれば、尻と二本の足だけである。この結果、下半身よりも上半身が働きすぎるようになる。意識もつねに上半身に向けられている。つまり、人間の体はいつも、「上実下虚《じょうじつかきょ》」の状態になっている。

これを理解するには、「頭が重い」ということを考えてみればいい。

三時間でも五時間でも、根《こん》を詰めて読書したとする。

読み終わったあとは、目は充血し、頭は重くなり、もうそれ以上には面倒くさい話や頭を使う仕事はしたくなくなる。

それは、頭が異常に「実《じつ》」の状態になっているからである。

頭だけが「実」というのは、疲れや病気の原因となる。「上実」というのは、頭だけでなく、上半身全体が重い状態と考えればいい。となれば、足腰を中心とする下半身

は「虚《きょ》」である。

上半身が「実」になれば、下半身は「虚」になる。これは前にも述べたように、上半身に大切な器官が集まっているから、人間は誰でも避けられない。そして、その状態を長く続けると、疲れがたまり、いろいろな病気を誘発する。

「上実下虚」から「上虚下実《じょうきょかじつ》」へ転換することこそが、スワイソウのもっとも重要なポイントである。

そうすることによって、邪気を追い出し、上半身のこり、しこりなどをなくし、上半身も下半身も、新鮮な「気」が正しく体内を流通するようになる。

そのためには、両足を肩幅と同じくらいに開いて立ち、かたくならずに動作を柔軟にして、指先に神経を集中させ、時計の振り子のように両手を振ってみよう。それを一度に千回繰り返す。そして毎日繰り返すのである。

運動のときにもっとも注意したい点は、上半身に三、下半身に七の割合で力を入れることである。あるいは意識を集めると言ってもいい。「上三下七」が、「上実下虚」から「上虚下実」に転換させる最大のポイントなのである。そうすれば上半身をリラックスさせて、下半身を強健《きょうけん》にし、体質を変えることができて、持病も去っていくに違いない。

上半身の力を抜いて、下半身に重心を置く

「上三下七」と言っても、実際は思うようにはできないかもしれない。そのためには、次のようなポイントを頭に置いて、やるといい。

①上半身の力を抜く。肩に力を入れずに、自然に両手を振るようにする。
②下半身に重心を置く。上半身の力を抜くことと対応しているが、どっしりと重心を下げる。そのためには足の裏を地にしっかりつける必要があり、裸足《はだし》でやらなければならない。靴下も脱ぐように。
③頭を空中にかかげるようにする。上から吊《つ》り下げられているという感じだが、これも肩の力を抜く方法である。
④口の筋肉をゆるやかにする。口をキッと閉じたりしない。といっても、だらんとするわけではなく、よけいな力を入れないように。

⑤「胸中《きょうちゅう》に一物《いちもつ》も無し」の状態で、いろいろと考えないこと。上半身を「虚」に持っていく。
⑥背を引き上げ、揺り動かす。
⑦腰を運動の軸とする。
⑧肘《ひじ》をあまり上げてはいけない。
⑨腕を下げる。
⑩手をオールにたとえて、空気を漕《こ》ぐような気持ちで両手を振る。
⑪臍下丹田《せいかたんでん》に少し力を入れる。臍下丹田は臍《へそ》の下三寸と言われるところで、実際は臍から体の内部へ三寸の奥まったあたりである。下腹部《かふくぶ》と考えてもいいが、ここに意識を集中して運動する。
⑫内股《うちまた》を緊張させてはいけない。「上虚下実」で、下半身に力を集めるといっても、内股に力みがないようにする。
⑬肛門《こうもん》を下げるようにする。
⑭かかとを重《おも》しのような気持ちで、地上につける。
⑮足指の爪《つめ》を地面に食い込ませるような気持ちを持つ。
⑯手を振るとき、手の甲は上に向け、手のひらは下に向ける。

両足は大地に根を生やしたように

右の一六のポイントの中でも、「上虚下実」を実現するための、「上三下七」のコツに、もう少し触れてみよう。

手を後ろに振るとき、手の運動の重心を足に置く。その両足は樹《き》が大地に根を生やしたように、あるいは地下深く杭《くい》を打ちおろすときのように、樹の根や杭になった気持ちでしっかり立つ。

そうすると、足の裏から脈が走っているから、その部分の「気血」がちょうど按摩《あんま》されるのと同じになる。

それが、筋肉、皮膚、骨格などに伝わっていき、体全体の体質を改善するようになっていく。

「上三下七」というのは、このように上半身に三分、下半身に七分という、体の虚実の程度と力を入れる比率を表現しているのである。

つまり、上半身をリラックス（弛緩《しかん》）させて、下半身に力を入れ、緊張させることである。

さらに手を振るとき、軽く振ることも力を入れて振ることもできる。

ただ、いずれにしても、手と足の力のバランスは、三分と七分にしなければならない。手に力を入れたら、足のほうはもっと力を入れる。つまり、「上虚下実」「上三下七」というのはこのことを言うわけだ。ただ手を振るだけでなく、足に力を入れるのを忘れないように。

ここで間違えることがある。手に力を入れてスワイソウをしながら、足をおろそかにして、力をゆるめてしまうのである。そうすると「上実下虚」になってしまって、なんの役にもたたない。

手を振る運動というと、ほとんどの人は手のほうに気をとられて、足の作用もあるということを、さらには腰の作用もあるということを、まるで忘れてしまう。足と腰は、手よりもはるかに重要なのである。

「上三下七」の力のバランスが病気を治す

スワイソウの手は、腰のあたりから出す。

そして、腰の支柱は足である。足腰がふらつくのは、体の重心のバランスを失うためである。

それと同じように、頭が重くて足が軽いという現象「上実下虚」の状態は、体の中の「気血」のバランスを失ったために起きたものである。スワイソウはこのバランスの不均衡《ふきんこう》を調整するうえで、とても大きな効果がある。

足に力を入れるということは、どうして必要なのだろうか。

足には湧泉穴《ゆうせんけつ》というツボがあって、腎臓《じんぞう》の働きを司《つかさど》っている。動悸《どうき》や息切れのする場合、あるいは不眠症になったとき、この湧泉穴を按摩すれば治ってしまうし、症状は軽くなる。

足にはまた、五臓六腑《ごぞうろっぷ》を司る大小のツボがいくつもある。

だから、足に力を入れるということは、「気血」の不均衡を調整することであり、病気を治療することなのだ。

それができるかどうかは、「上三下七」の力の比例を正しくするかしないかである。

それがうまくいけば、スワイソウは驚くほどの効果をあげてくれるだろう。

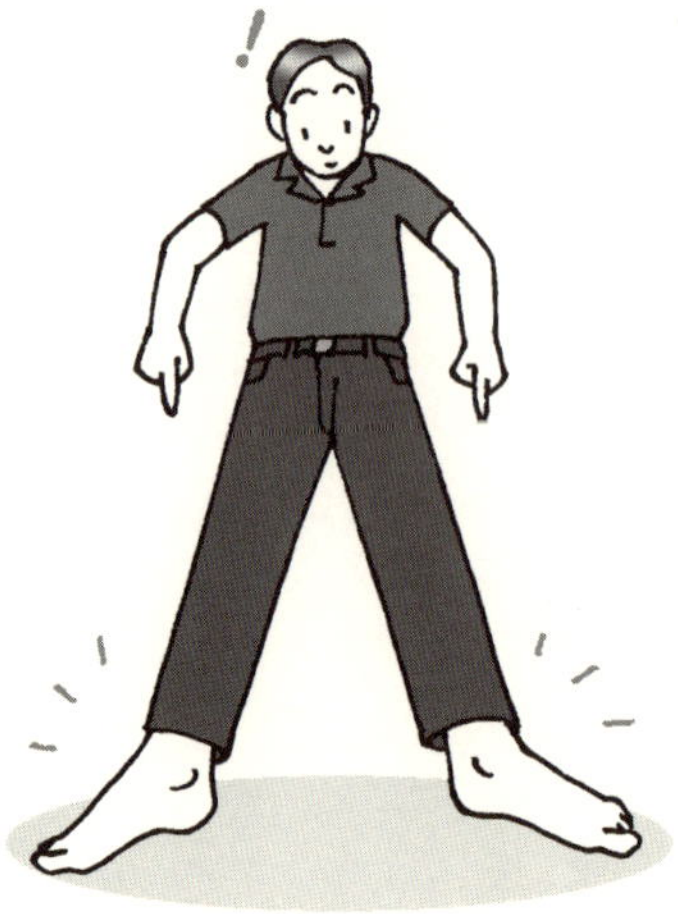

「気血の流れ」がスムーズになり、体質まで改善する

導引《どういん》をやっていると、体に変化が起こる。この変化を一般に「反応」と言うが、たとえば汗や熱、あるいは鼻クソや目クソが多くなるとか、眠気が出るとかいうものである。この反応は導引術が効いてきて、「気」の循環がよくなり始めた証拠である。

逆に言えば、邪気が体の外へどんどん出ていくことでもある。それで病気を追い出し、強健な体をつくることができるというわけだ。

いったいスワイソウでどんな反応が生まれるかと言えば、胸部や腹部のつかえが取れて気持ちがよくなり、両足が温かくなって、今まで血液が十分に循環しなかった両手両足の末端にも、血が流れるようになる。これこそ「気」が滞《とどこお》りなく体の中を流れ始めた証拠である。

この原理にしたがって、スワイソウは根本的に「気血の流れ」をスムーズにし、体質までも改善することができるのである。

スワイソウで両手両足を運動させると、自然に背、胸、腹の三部分の筋肉も引っ張られて動き出す。

このようにして、「気」の循環を通じるようにさせることができる。

これこそ導引術の、健康法としての最大の効用であり、そのために、中国の民間療法の中で最高と評されたわけだ。

第七章

「やる気」が体を治す

「導《どう》引《いん》術《じゅつ》」はまわりの人も幸せにする

「苦労から逃げられないときは、いったいどうしたらいいのですか」という質問を受けることがある。そんなとき私は、

「とにかく行法《ぎょうほう》をやれ。苦労の中でもいちばんつらいのは病気だろう。家族や親戚《しんせき》、友人など、すべての人に心配をかける。それを治せるのは導引術《どういんじゅつ》だけだ」

と答える。導引術で健康を取り戻せば、世の中がどんどん変わってくるはずなのだ。人間が自然な生き方をしていれば、病気など本来あるものではないのだから、心配することもない。

まして病気が治っているのに治らないと思い込んだり、どうにもならない世の中のあれこれを心配したりするのは、こだわり以外の何ものでもないわけだ。

人間は自分の意志で生まれてきたのでも、自分の意志で死ぬわけでもない。だから、今、生きている瞬間をできるだけ大事にしたい。

導引術をして、まわりまで幸せにした例を紹介しておこう。

五〇代なかばを過ぎていたY氏が導引術を始めたとき、奥さんは反対だった。私の講演会に奥さんを連れてきたが、いやいや来た奥さんは私の話を聴いても、ちっともおもしろくない。だから、ご主人が笑顔で楽しそうにしているのを見て、ムカムカしていた。もう二度と行くものかと思ったそうである。

ところが、そんな奥さんも、Y氏のあまりの変貌《へんぼう》ぶりに態度を変えるようになった。ご主人の悩みだった肩こりがすっかりなくなり、おなかもスッキリへこんだからだ。肌につやと張りが戻ってきて、なんだか年下の男性と暮らしているような気がして、うかうかしてはいられないと思うようになったのである。

奥さんはこれまでの遅れを取り戻そうと、必ず毎日二回、行法を続けた。これを見て、Y氏も協力した。努力は報われるものだ。三か月ほどたつと、二人とも別人のようになった。以前とくらべて一〇歳は若返っている。

しかし、それ以上に二人が喜んだのは、家の中が明るくなったことだった。

「毎日毎日、豊かな気持ちですごしています。主人も、私が若返ったのでまんざらでもないようですが、娘も息子も、『ママ、変わったね』と言って喜んでくれるのが何よりの幸せです」

と、周囲まで幸せにできた奥さんの言葉は、はずんでいた。

もう一人、F氏も周囲に希望を与えた人である。

県庁に勤務していたF氏は、退官後に税理士になるのが夢だったが、病弱のためになかばあきらめていた。そんな彼が私のところに訪《たず》ねてきたのは、病院の検査で胃ガンの疑いが出たからだった。幸いガンではなかったが、それが、健康な体づくりをする決意をさせたのだった。

自然食を実行したり、健康に関する本を読みあさったりしているうちに、私の著書を見つけ、道場を訪《おとず》れたのである。

以来、導引術を学び、まじめに実行したので、彼がどんどん健康な体になっていったのは言うまでもない。F氏は導引術を信じ、疑問があればなんでも私に尋《たず》ねた。とくに、何を食べたら健康になれるかと、よく質問してきた。

「自分が食べたいものを食べていいよ。導引術をやれば、害のあるものが入ってきたとしても、体外に出す力があるから、心配しなくていい」

私の言葉に、それ以後は自由に好きなものを食べられるようになった。すると、食事に神経質になっていたときにはよくならなかった胃が、どんどんよくなっていったのである。

奥さんは、面倒な調理から解放され、子どもたちも明るくなった父親を見て安心した。さらに友人や親戚の人から口々に、「ずいぶん若返った。その秘訣《ひけつ》を教えてほしい」と言われたのだ。

F氏はそれから、親しくなった人に導引術を広めながら、充実した暮らしを送っている。

このような例が示すように、導引術に真剣に取り組めば、自分が健康になり、長寿を得られるばかりでなく、周囲の人々にまで幸せをもたらすことができるのである。

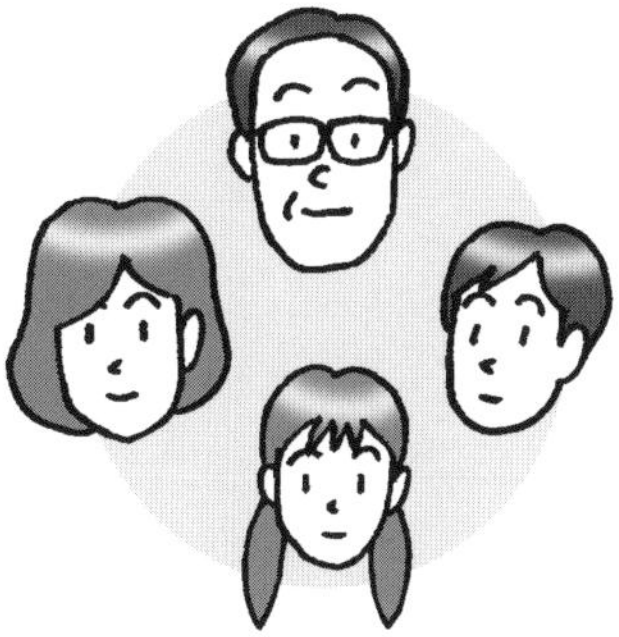

その気になれば、病気は治る

私はさまざまなケースを見てきているが、病気というのは、その気になれば治るものもあり、本人の熱意次第という傾向がある。あるとき、一人の老人が私のところにやってきた。「自分は成人教室で文章の指導をやっていますそのための会がときどきあるのですが、腰が曲がってしまって、出席もままならない。どうか治してください」と言う。わざわざ訪ねてきた人をことわることはできない。とにかく指導してみることにした。ところが、歩くのもつらそうにして訪ねてきたくらいだから、それだけ熱心だった。そして、なんと四時間後にはゆうゆうと背筋を伸ばし、帰ることができたのである。

いろいろな例を見ていると、病気といっても、このように治るケースが意外に多い。多いというより、むしろ、ふつうわれわれが病気と呼んでいるものは、導引術で治るものばかりなのだ。五〇人とか一〇〇人を相手にした講習会に集まる人々のリューマチ、糖尿病、夜尿症《やにょうしょう》などは、それほど長い月日を要さずによくなっている。

治りやすい人と治りにくい人

では、どういう人の病気は治りやすく、また、どういう人の病気は治りにくいのだろうか。

結論としては、頭がかたいか、やわらかいかが問題なのである。

では、頭がかたいとは、どういうことか。

要するに、私の話を信じなかったり、疑ったり、効くはずがないと心の奥でひそかに考えたりしていることだ。自分の経験や知識に自信がある人ほど、そういう傾向が見られる。

その反対に、頭がやわらかいというのは、ごく自然に人の言葉を受け入れる人のことである。

つまり、それまでの知識や経験にこだわらず、素直な目で物事を見ることのできる人、自分の知識だけを尺度にしては判断しない人のことである。

病気を持っている人が、その治療に熱心になる条件というものがある。

どんな医者にかかってもなかなかよくならず、何年通っても回復しないのだが、それでも、

「元気になったらアレもしたい、コレもしたい」

という強い願望を持っていることだ。

私の経験では、病気に悩んでいても、その病気を早く完全に治したいという強い意志を持たない人が意外と多い。

しかし、将来の希望を持っている人は、健康な体に戻りたいと願い、まるで信仰を持っている人と同じような気の持ちようになるようだ。

そういう人が、素直な気持ちで行法をすれば、効果はもっとも早くあらわれ、確実に上がっていく。

「教科書どおり」と言うが、まったくそのとおりなのである。

「甘え」が病気を長びかせている

一般に、病気を持っている人は、いろいろなクセを持っている。私はそういうクセを持つ人を「病人」と呼んでいる。

私のところには、西洋医学では原因も治療法もわからず、そのために苦しむ人たちが、文字どおりワラをもつかむ思いでやってくる。

以前、九州からやってきた二七歳の青年がいた。この青年は、これまで見たことがないほど黒い顔色をしていた。本人は何も言わなかったが、

「あなたは腎臓《じんぞう》の病気を持っていますね」

と聞いてみると、はたしてそうだった。この青年は隠しごとをするタイプではなかったが、それでも、人は自分の病気を語りたがらないものである。

もっとも大きな病人のクセは隠したがることだ。気にかかっているのに、語らない。だから講習会などで、私は最後の時間に次のように話す。

「もし、私にまだ告《つ》げていない病気があれば、今のうちに申し出てください」

個人指導のときなら一人ひとりをじっくり診《み》る時間があるが、一〇〇人も一度にやってくると、それもできない。そこで、希望者とは別室で話をするが、そういうときでも病気を隠す傾向がある。なぜ隠すのかと尋ねると、「恥ずかしいから」と答える。

下半身の病気などではその気持ちもわかるのだが、隠していたら、いつまでたっても病気とサヨナラできない。

このように病気を隠す人がいるかと思うと、その反対に誇示《こじ》する人もいる。自分が病気であることを話して、他人の同情を引こうという気持ちがあるようだ。

以前、私は内臓が悪い老齢の女性の治療をしたことがある。ところが、かなりの期間を過ぎてもなかなか全快しない。おかしいと思って詳しく聞いてみると、言われたとおりの行法をやっていなかったのだ。これでは完治しないのも無理はない。

さらに話を聞くと、行法に熱心でないのは、「自分が病気で苦しんでいるほうが都合がいいらしい」と考えたためとわかったのだ。

その家庭は裕福で、子どももたくさんいる。自分の病状にちょっとでも異常が出れば、子どもや孫が集まってきて激励《げきれい》の言葉をかけてくれるという。

経済的な心配もなく、病気が治ったら何をするということもない人にとって、そういう雰囲気が悪いはずはない。自分の愚痴《ぐち》をだまって聞いてくれるのは、自分が病気だからこそではないか、と思っていたわけだ。

こういう人は、病気を誇示したいという気持ちを捨てないかぎり、病気など治らない。病気を隠す人は、病気を治したくないのではない。他人に公開するのが恥ずかしいという。しかし、病気というのはどんなに隠してみても、私の目にかかればすぐにわかるものだ。

だが、自分の病気を売り物にする人は、こちらもお手上げになる。

さらに困るのは、自分が売り物にしているのに気づかないでいる人である。そういう人は病気を治したいと思っているにもかかわらず、無意識に病気が治るのを恐れているところがある。

いろいろな病人がいるものだが、病気を治したくないと思っている人もいるのだから、世の中はおもしろい。

病気をわざわざ誇示する人と、病気を治したくないと内心で思っている人との心理は紙一重《かみひとえ》の差と言えるだろう。

「甘え」と「あきらめ」が腰痛《ようつう》を重くする

何年も患《わずら》っている人の治療でたいへんなのは、肉体を治療することではない。いかにして頭を切りかえさせるかである。

こういう病人には特徴がある。

それは、病気が治ってもそれを信じようとしないことだ。

あんなに苦しんだ病気が簡単に治るものか、という気持ちがあるので、

「もう治ったんでしょうか。よく診てください」

と不平不満を述べるのがつねである。

実際に、そういう女性がさまざまな病状を訴えたケースがあった。

頭痛がひどくて夜も眠れない、毎日肩こりに悩まされ、ときどきはしびれるように痛むと訴える。

といっても入院するほどではなく、そういう状態が一〇年以上も続いているという

ことだった。

この女性の病気の根源は、腰のゆがみにあった。

ただし、このときの治療はそれほどむずかしくはなく、数週間たつと、彼女はすっかり全快した。

しかし、喜ぶどころか、

「先生、どうも胸のあたりが痛いんです。どうしてでしょうか」

と尋ねてきたのである。

こういう患者は別に珍しくはない。

注文どおり診ても、少しずつ別の件を出してくる。

そしてある日、

「今度は頭が痛む」

と言ってきたとき、

「キミよりももっとひどいあの人も、すっかり治っているんだよ。あなたの病気が治らないということは考えられないね」

と言うと、サッと顔色が変わった。

おそらく、この言葉で何かを感じたのだろうが、彼女の回復はどんどん進み、とうとう道場に来て約半年後にすっかり健康になれた。

あきらめたり甘えたりせず、信念を持ってやれば、たいして時間をかけなくても回復する病気も多い。

ぜひ、この本ですすめたいろいろな方法を試してみてほしい。

きっと健康な毎日が送れるようになるはずだ。

監修の言葉——令和《れいわ》の時代の「道」TAO《タオ》

この本の著者、早島天來宗師（筆名・正雄）は、古代中国に生まれた「道」TAO《タオ》を現代にわかりやすい言葉でよみがえらせ、簡単にできて即効性のある気の健康法「導引術《どういんじゅつ》」を日本に広めました。

その早島天來宗師が登仙《とうせん》されて二〇年が過ぎた今年、天來宗師の書かれた著作をこうして新たに出版できることを、とても幸せに思います。

そして日本では、今年の五月に新天皇が即位され、新たな元号が「令和《れいわ》」と決まりました。その英語の訳は、「Beautiful Harmony（美しい調和）」です。まさにこれからの日本が、世界の国々と、そしてまた地球の自然と、美しい調和を保てる国になってゆければ、という願いがこもったすてきな元号となったのです。この「美しい調和」

という言葉は、まさに「道」TAOそのものなのです。

それは、「道」TAOの生き方、つまり天地自然に沿《そ》って、水のように対立せずに、すべての存在と調和して生きるという哲学を象徴している言葉なのです。「道」TAOを伝えている私は、とても心強く、うれしくなりました。

そしてまた、この言葉は、紀元前の中国に生まれた「道」TAOの哲学書『荘子《そうじ》』の中に書かれた「導引」という言葉を、晋《しん》（二六五～四二〇年）の時代の李頤《りい》という人が註釈《ちゅうしゃく》した言葉でもあるのです。

それは「導引者、導気令和、引体令柔」という文章で、「導引とは、気を導いて調和し、体を引いて柔軟にする」という意味をあらわしています。

ですから、私たち日本人にとって、令和の時代は、無為自然《むいしぜん》の生き方を学び、自然との調和を思い出す時代であり、また体の自然を取り戻すための「導引」という健康法を学ぶ時代でもあると言えるのではないでしょうか。

現代は、すべての物事がＩＴ化、そしてさらにＡＩ化されつつあります。私たち人間がそういった技術を使って便利に楽しく生活を送っているうちはいいのですが、それらの技術に追いかけられ、使われてしまい、ストレスを感じるようにならないよう、気をつけなければいけません。

では、どうすればいいのでしょうか。

それには、この本でご紹介した「道」ＴＡＯの生き方を実践することであり、さらに「気」を感じて生活することです。そしてまた、自然な体に戻るための「導引術」を、まさに歯磨きをするように、日常生活に気楽に取り入れて、体を無為自然の状態にリフレッシュすることが大事なのです。

実は科学技術が発展して、日常が便利になればなるほど、私たちは自分の体の無為自然を忘れ、睡眠や食事は季節を忘れ、自然でなくなり、また目や頭、そして上半身ばかり酷使《こくし》する生活となり、体全体の調和が失われていきます。

こんな時代に、天來宗師が伝えた、自分で健康になれる、「気」の利用法、そしてその行法《ぎょうほう》「導引術」についてわかりやすく書かれた、この『心と体を整える「気」のすべて』を出版できますことは、本当にうれしいことです。

一人でも多くの方がこの本を手にされて、心と体を整える「気」の利用法、秘訣《ひけつ》を知っていただき、さらに元気に楽しく人生をすごしていただければ幸いです。

令和元年（二〇一九年）一一月吉日

早島妙聴

老子・TAOの
無為自然の生き方・
気のトレーニングを学ぶ

道家〈道〉学院のご案内

TAO ACADEMY

全国のお問い合わせ、
資料請求・ご予約は

道家〈道〉学院事務局

フリーダイヤル 0120-64-6140《老子無為自然 ろうし むいしぜん》

本校 東京〈道〉学院
〒151-0053 東京都渋谷区代々木4-1-5 コスモ参宮橋ビル2・3・4F（受付2F）
☎03-3370-7701 出張教室 弘前・大曲・盛岡・仙台・長野・松本・金沢・千葉・牛久・横浜・藤沢・静岡

札幌〈道〉学院
〒060-0061 北海道札幌市中央区南1条西11丁目1番地 コンチネンタルWEST.Nビル2F
☎011-252-2064 出張教室 帯広・旭川

いわき〈道〉学院
〒971-8183 福島県いわき市泉町下川字萱手79 道家〈道〉学院総本部内
☎0246-56-1400 出張教室 水戸・郡山

埼玉〈道〉学院
〒330-0062 埼玉県さいたま市浦和区仲町2-10-15 LAPUTA V 5F
☎048-827-3888 出張教室 前橋

関西本校 大阪〈道〉学院
〒530-0051 大阪府大阪市北区太融寺町8-8 日進ビル4F
☎06-6361-0054 出張教室 名古屋・三重・京都・奈良・神戸・米子・岡山・高知

九州本校 福岡〈道〉学院
〒812-0011 福岡県福岡市博多区博多駅前3-18-28 福岡Zビル3F
☎092-461-0038 出張教室 広島・北九州・大分・熊本・長崎

鹿児島〈道〉学院
〒892-0848 鹿児島県鹿児島市平之町9-33 牧野ビル4階
☎099-239-9292 出張教室 出水・都城

英彦山道場
〒838-1601 福岡県朝倉郡東峰村大字小石原字上原1360番地4
☎092-461-0038 ★東峰村は、旧英彦山神領域

中国本部 TAO ACADEMY International 北京
北京市朝阳区东四环中路41号 嘉泰国际大厦A座1900室
☎010-8571-1894 FAX：010-8571-1893

TAO ACADEMY International
Cosmo-Sangubashi-Bldg. 2F 4-1-5 Yoyogi, Shibuya-ku,Tokyo 151-0053
☎03-3370-7601 FAX：03-3370-7834 http://www.nihondokan.co.jp/english/

道家〈道〉学院が運営する
オフィシャルネットショップ

インターネット書店「早島BOOKSHOP」
http://www.nihondokan.co.jp/taoshop/book/

道家〈道〉学院 総本部
〒971-8183 福島県いわき市泉町下川字萱手79
☎0246-56-1444

道家〈道〉学院オフィシャルサイト

道家〈道〉学院 TAO ACADEMY

地図はこちらでご覧いただけます

QRコード

http://www.dougakuin.jp

デザイン：大坂智(PAIGE)
デザイン協力：二宮貴子(jam succa)　デザインコンプレックス
本文イラスト：ひろしまじゅん
DTP：三協美術
制作協力：幸運社
編集協力：矢島規男　小倉優子　松本恵
編集：岩崎隆宏(廣済堂出版)

【著者略歴】

早島天來（はやしま・てんらい）筆名・早島正雄

日本道観初代道長、道家〈道〉学院創設者。1911年、高知県生まれ。日本で「導引《どういん》」を伝えてきた村上源氏の末裔《まつえい》。1960年、鎌倉に松武館を開設。中国五千年の健康法「導引」を現代人向けに集大成した早島正雄独自の「導引術」を完成し、普及活動を行う。1969年に台湾で導引を受け継ぐ道家龍門派伝的第十三代を允可《いんか》され、正式に道士となる。道教の最高機関・六十四代の嗣漢天師府首席顧問をつとめた。1980年、道家の教えを広める場として日本道観を設立。のちに、誰もが道家思想のタオイズムを学び、研鑽《けんさん》できる学校として、道家〈道〉学院を設立し、「導引術」の普及につとめた。『諸病源候論』の現代語訳などの専門書から、ベストセラーとなった『導引術入門』『運を呼びこむ「気」のパワー』『「気」の健康法』など著書は総数80冊を超える。そのわかりやすいTAO《タオ》普及の書籍は、海外でも人気となり、アジア各国に加えて英語・ドイツ語・スペイン語版なども発行された。1999年に仙境《せんきょう》に入るが、2017年に『定本老子道徳経の読み方』中国語版が人民出版社より出版されるなど、TAO本場の中国でも早島天來のTAO普及活動は高く評価され、今もなお注目されている。復刻された近刊『強運を招く「気」のスーパーパワー』(廣済堂出版刊)も好評を博している。

【監修者略歴】

早島妙聴（はやしま・みょうちょう）

現・日本道観道長、道家〈道〉学院学長(ともに第三代)。一般財団法人日本タオイズム協会会長。日蓮宗《にちれんしゅう》大仙山天來寺住職。世界医学気功学会副主席。日本道観初代道長・早島天來のもとで、35年来、修行を重ねる。第二代道長・早島妙瑞を支え、2017年に道家龍門派伝的第十五代を継承。全国の道家〈道〉学院で講座を開催し、お年寄りから子どもにまで、わかりやすいタオイズムを指導し、健康で幸せな人生に生かすタオイズムの真髄を伝えている。中国道教協会をはじめ、世界の道士・研究者との交流を広く重ねる。タオイズムについての研究やその使命について、国際的に発表し、講演。貴重な導引医学、道教医学の歴史、発展についての研究、中国伝統医学やTAO《タオ》哲学に関係する日本の江戸時代の漢籍の収集と研究、書籍出版等の活動を続ける。著書に『親子で学べる老子』『あなたを変える30の言葉』『人生を豊かに生きる30の言葉』『前向きに生きる！ 30の言葉』『三ヵ国語版 TAOと導引』、監修に『強運を招く「気」のスーパーパワー』(早島天來著)、『新・タオのひけつ』(早島妙瑞著、ともに廣済堂出版刊)、解説に『タオの名言集　幸せになる100の言葉』(早島天來著)などがある。

＊本書は、2003年4月に日本文芸社より発行された早島正雄(天來)著
『体を整える「気」のすべて　心身の不調を解消する驚異の「導引術」』をもとに、
早島妙聴が一部加筆・修正するなど監修し、再構成したものです。

心と体を整える「気」のすべて

心身の不調をなくす驚異の「導引術」で、人生を豊かに！

2019年12月15日 第1版第1刷

著　者　早島天來
監修者　早島妙聴
発行者　後藤高志
発行所　株式会社 廣済堂出版
〒101-0052 東京都千代田区神田小川町2-3-13 M&Cビル7F
電話 03-6703-0964（編集）
03-6703-0962（販売）
FAX 03-6703-0963（販売）
振替 00180-0-164137
URL https://www.kosaido-pub.co.jp

印刷所
製本所 株式会社 廣済堂

ISBN978-4-331-52271-4 C0095